Fit für die Praxis

T0200331

Ingrid Kollak

Katja Bordiehn

Einfach dokumentieren

Dokumentation für Physio- und Ergotherapeuten

Mit 15 Abbildungen

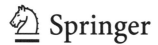

Prof. Dr. Ingrid Kollak
Alice-Salomon-Fachhochschule
Berlin

Katja Bordiehn
Berlin

ISBN-13 978-3-662-44544-0   ISBN 978-3-662-44545-7 (eBook)
DOI 10.1007/978-3-662-44545-7

Die Deutsche Nationalbibliothek verzeichnet diese Publikation in der
Deutschen Nationalbibliografie; detaillierte bibliografische Daten sind im
Internet über http://dnb.d-nb.de abrufbar.

Springer Medizin
© Springer-Verlag Berlin Heidelberg 2014

Planung: Barbara Lengricht, Berlin
Projektmanagement: Ulrike Dächert, Heidelberg
Lektorat: Natalie Brecht, Heidelberg
Projektkoordination: Barbara Karg, Heidelberg
Umschlaggestaltung: deblik Berlin
Fotonachweis Umschlag: © tarras79/thinkstock.com
Zeichnungen: Claudia Styrsky, München
Herstellung: Fotosatz-Service Köhler GmbH – Reinhold Schöberl, Würzburg

Gedruckt auf säurefreiem und chlorfrei gebleichtem Papier

Springer Medizin ist Teil der Fachverlagsgruppe Springer Science+Business Media
www.springer.com

Vorwort

Schreiben ist aktuell hoch im Kurs. In Bussen und Bahnen bearbeiten Menschen schnell und virtuos die kleinen Tastaturen ihrer Handys und versenden Texte. Wortkarge Mitmenschen entpuppen sich als Super-Blogger, die sich über Stunden und Seiten der Welt mitteilen. Zumeist wird am PC geschrieben oder mit dem Handy gesimst. Das alles passiert ziemlich mühelos und mit Ausdauer. Ganz anders stellt sich die Situation dar, wenn es um Texte geht, die nicht der eigenen Motivation entspringen, sondern die einem abverlangt werden und für die es Formulare gibt.

- **Kann Dokumentieren ähnlich viel Spaß machen wie Simsen?**

Die Frage ist ernst gemeint. Denn einfach nur wie gewohnt mit dem Dokumentieren weiter zu machen und zu jammern, bringt Sie nicht weiter. Wie also kann die Lust am Schreiben auch auf das Dokumentieren übertragen werden? Das geht nicht ohne Weiteres, ist aber möglich. Es gibt eine wesentliche Voraussetzung: Lernen Sie, zeitlich begrenzte Ressourcen effektiver zu nutzen, indem Sie den Wust an Formularen besser durchschauen und reduzieren, damit Sie präziser und sinnvoller dokumentieren.

Die Informationen und Tipps aus diesem Buch sind grundlegend und eignen sich für die unterschiedlichen Arbeitsbereiche aller therapeutischen Gesundheitsfachberufe. Damit dies deutlich wird, ist von Patienten, Bewohnern und Klienten die Rede, werden Beispiele aus der ambulanten und stationären Therapie gegeben, stehen abwechslend die spezifischen Bedingungen von unterschiedlichen Therapieeinrichtungen, wie Krankenhäusern, Altenheimen, Praxen u. a. im Mittelpunkt. Die Bezeichnungen wechseln, damit der Text lesbar bleibt und Aufzählungen, wie z. B. Patienten, Klienten, Bewohner nicht den Lesefluss hemmen.

Das verbindet dieses Buch mit den anderen aus der Reihe »Fit für die Praxis«. Denn kompakt, praxisnah, lesbar und damit hilfreich soll diese neue Reihe für Berufstätige in der therapeutischen Praxis sein. Die Bücher »Fit für die Praxis« sind untereinander vernetzt. Gerne haben wir dafür diesen Titel zum Themenbereich »Dokumentation« geschrieben.

▪ Schreibcoaching

Der Titel »Einfach dokumentieren« ist Programm. Sie erhalten ein Schreibcoaching, während Sie dieses Buch lesen. Papier und Bleistift, PC oder Laptop sind erforderlich. Dabei geht es nicht um Notizen, die Ihr Lesen unterstützen, sondern vielmehr bietet das Buch Ihnen Gelegenheit, die neuen Informationen auf ihre Anwendbarkeit hin zu testen und Ihre neuen Schreibkompetenzen auf die Probe zu stellen.

Sie können dieses Buch allein lesen, aber auch in der Gruppe damit arbeiten. Die Schreibimpulse und Schreibübungen eignen sich für ein individuelles Lernen oder Lernen in Gruppen. Wenn Sie allein mit dem Buch arbeiten, können Sie Ihre Ergebnisse mit den Lösungsvorschlägen im Anhang vergleichen. Wenn Sie in der Gruppe damit arbeiten, können die Lösungen im Plenum vorgetragen und diskutiert werden. Dieser Prozess unterstützt das Lernen.

Viele der Übungen zielen auf den Schreibprozess und eine Steigerung der Schreibkompetenz. Dabei geht nicht nur um richtig/falsch oder ja/nein, sondern um Erfahrungen und Meinungen. Darum können Sie die Übungen auch mehrmals machen – im zeitlichen Abstand oder mit unterschiedlichen Leuten zusammen. Dabei erkennen Sie, wie sich Ihre Ansichten mit der Zeit und mit Ihren Erfahrungen ändern oder wie Ihre Antworten auch davon abhängen, mit wem Sie zusammen schreiben.

Dieses Buch ist ein Übungspartner für zu Hause und unterwegs, weil es in jede Tasche passt und leicht zu lesen ist. Die Kapitel sind durch Überschriften in Themen unterteilt. Zu jedem Thema gibt es Texte und Übungen, die durch Grafiken und Fotos ergänzt werden. Nicht zuletzt sollen unseren Comics Ihren Spaß beim Lernen fördern.

Ingrid Kollak
Katja Bordiehn
Berlin, 2014

❯ **Ob Sie allein oder in der Gruppe mit diesem Buch arbeiten: Testen Sie selbst, wie viel Spaß Sie beim Schreiben und Dokumentieren haben können.**

Über die Autorinnen

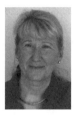

Ingrid Kollak

Ingrid Kollak ist Professorin für Pflegewissenschaft an der Alice Salomon Hochschule (ASH) in Berlin. Sie unterrichtet im Bachelorstudiengang Gesundheits- und Pflegemanagement sowie im Masterstudiengang Management und Qualitätsentwicklung im Gesundheitswesen und leitet den Masterstudiengang Biografisches und Kreatives Schreiben. Sie ist anerkannte Case-Management-Ausbilderin (DGCC) und wissenschaftliche Leitung des Zertifikatskurses »Care und Case Management in der Pflegeberatung« (DGCC und ASH). Darüber hinaus ist sie anerkannte Yogalehrerin (BDY).

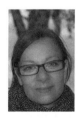

Katja Bordiehn

Katja Bordiehn ist Physiotherapeutin und derzeit in einer Praxis in Berlin tätig. Sie absolvierte an der Alice Salomon Hochschule (ASH) in Berlin den Bachelor Studiengang für Physiotherapie/ Ergotherapie und schloss diesen mit dem Bachelor of Science (B.Sc.) für Physiotherapie ab.

Inhaltsverzeichnis

1	**Schreib's auf**	1
2	**Was gehört in die Therapiedokumentation?**	5
2.1	**Überblick der gesetzlichen Rahmenbedingungen**	8
2.1.1	Leistungsbeschreibung	9
2.1.2	Auf einen Blick	14
2.2	**Qualitätssicherung**	16
2.3	**Patientenrechtegesetz (PatRG)**	17
	Literatur	22
3	**Wirksamer arbeiten – Daten erheben, sichern**	
	und auswerten	23
3.1	**Eine professionelle Haltung einnehmen**	25
3.2	**Hinweise, die alle Arbeitsschritte betreffen**	29
3.3	**Informationssammlung**	30
3.4	**Biografiearbeit in der Akut- und Langzeittherapie**	35
3.4.1	Fragen und Veranschaulichen	36
3.5	**Therapieplanung**	39
3.6	**Durchführung**	41
3.7	**Therapiebericht und Evaluation**	42
	Literatur	44
4	**Realitycheck – Stärken und Schwächen erkennen** . . .	45
4.1	**Ich, mein Team, unsere Einrichtung**	47
4.2	**Stärken- und Schwächen-Profil**	48
4.3	**Theorie und Praxis**	51
4.4	**Kennzeichen guten Dokumentierens**	53
4.5	**Planung und Erfolg**	57
	Literatur	59

5	**Sprache und Dokumentation – beschreiben, bewerten, unterscheiden**	61
5.1	Die Welt der Wörter	61
5.2	Erklären und Zuammenhänge schaffen	63
5.3	Die Macht der Sprache	66
5.4	Mit Wörtern Möglichkeiten schaffen	69
6	**Protokolle, Informationen, Projektformate – praktische Texte für die Arbeit**	73
6.1	Protokolle	74
6.1.1	Mitschriften, Zitierweisen und Formvorgaben	75
6.1.2	Stichwortprotokoll und Ergebnisprotokoll	78
6.2	Informationen	82
6.2.1	Informationen sammeln	83
6.2.2	Clustern und ordnen	84
6.3	Projektformate	87
6.3.1	Zeitplan	88
6.3.2	Aufgabenverteilung	90
6.3.3	Meilenstein	90
	Literatur	93
7	**Tagebuch und Journal – praktische Texte für jeden Tag**	95
7.1	Tagebuch schreiben	95
7.1.1	Respekt im Umgang mit sich selbst und Anderen	97
7.1.2	Die Kunst der Selbstpflege	98
7.1.3	Beobachten und Bewerten	102
7.2	Journal führen	105
7.2.1	Störungen sind wichtig	106
7.2.2	Ein persönliches Journal	107
7.2.3	Ein gemeinsames Journal	110
7.3	Freie Texte	113
7.4	Schreibspiele	114
7.4.1	Schreibimpulse	115
	Literatur	117

8	**In aller Kürze**	119
9	**Lösungen**	121
9.1	**Unser Anamnesebogen**	121
	Literatur	142
	Serviceteil	143
	Stichwortverzeichnis	144

Kennen Sie das auch?

Die Ampel wechselt auf Grün, da bemerkt Physiotherapeutin Monika, dass sie die Hausnummer der neuen Patientin vergessen hat. Charlottenstraße 13, 23 oder ganz anders? Hinter ihr hupen die Autos. Sie fährt los. An der nächsten Bushaltestelle hält sie an, greift nach ihrer Tasche auf dem Rücksitz und holt ihre Notizen heraus. Das darf doch nicht wahr sein – sie kann ihre eigene Schrift nicht lesen: 33, 35, 53 oder 55. Sie hat die beiden Ziffern flüchtig notiert, die 3 und die 5 sehen gleich aus. Ihre eigene Nachlässigkeit ärgert sie. Na ja, es ist nicht so schlimm, sie kann ja die Praxis anrufen. Ihr Daumen drückt auf die Sterntaste, dann blickt sie auf und sieht vor ihrem Wagen Leute in den Bus ein- und aussteigen. Leicht verlegen lächelt sie in die mürrischen Gesichter der Vorbeihastenden und denkt: Schönschreiben sechs.

Weniger ist mehr, hieß es bei der Mitarbeiterbesprechung der kardiologischen Station. Relativ wenige Patienten benötigen ein umfassendes Entlassungsmanagement. Die es benötigen, sollen es aber bekommen. Das hört sich gut an. Mit Patienten, die ein umfassendes Entlassungsmanagement benötigen, werden Angebote und Wünsche abgestimmt, und die vereinbarte Unterstützung wird dokumentiert. Auf allen Computern sind die für alle Berufsgruppen verbindlichen Dokumente bereits installiert, die gesamte Belegschaft wird innerhalb der nächsten Wochen eingewiesen. Zwei Mitarbeiterinnen wurden bereits zu Case Managern weitergebildet, um die Vernetzung mit Hausärzten, Pflegediensten, Tageskliniken, Apotheken, Therapeuten zu organisieren, zwei weitere sind in der Weiterbildung. Die Leitung scheint die Wünsche der Beschäftigten und der Patienten ernst zu nehmen, die Arbeit wird effektiver, das Dokumentieren wird leichter.

Schreib's auf

Ingrid Kollak, Katja Bordiehn

I. Kollak, K. Bordiehn, *Einfach dokumentieren*,
DOI 10.1007/978-3-662-44545-7_1,
© Springer-Verlag Berlin Heidelberg 2014

Am Anfang war das Wort, aber leider wurde es von der Person im ersten Beispiel »Kennen Sie das« nicht lesbar aufgeschrieben. Im zweiten Beispiel muss das Wort erst einmal Gehör bekommen und für alle verbindlich werden. Die Beispiele stehen für individuelle und organisatorische Probleme beim Dokumentieren. Zwei Ebenen, aber ein Thema: gut dokumentieren, um sich und Anderen die Arbeit leichter zu machen. Zu schön um wahr zu sein, denken Sie? Vielleicht stimmt das, aber weitermachen wie bisher und Formulare nur ungenügend oder gar nicht auszufüllen, ist sicher keine Alternative. Bin ich Superwoman oder Superman? Die Anderen machen doch sowieso wieder nicht mit. Vielleicht stimmt auch das, aber auf wen wollen Sie warten?

- **Weniger Formulare und mehr Informationen**

In therapeutischen Fachberufen wird aktuell noch eher zu wenig bzw. ungenügend dokumentiert, sodass sich hier teilweise schon am Rande der Gesetzwidrigkeit bewegt wird. Oft wird von den Therapeuten ein Mangel an Zeit als Grund angegeben, was sicherlich aufgrund immer begrenzterer zeitlicher Ressourcen und dem wachsenden wirtschaftlichen Druck zutrifft. Doch fehlt es allgemein auch an einer konkreten und einheitlichen Struktur, wie z. B. einem standardisierten Befund- und Anamnesebogen und einer einheitlichen Sprache der Therapeuten. Hierbei gilt: Weniger ist mehr. Eine Hand voll Dokumente, die gut geführt sind, leisten mehr, als ein Wust an Daten und Papier, in dem wichtige Informationen untergehen.

■ **Was gehört in eine Therapiedokumentation?**

Die Liste und die Inhalte, die zu jeder Patientendokumentation gehören, werden Ihnen zu Beginn dieses Buchs vorgestellt. Dabei lernen Sie auch, welche Formulare bzw. Inhalte gesetzlich vorgeschrieben sind und welche Sie zusätzlich nutzen können. Wie viele Zusatzdokumente sinnvoll sind und genutzt werden sollten, ist eine Überlegung wert, wenn es darum geht, Übersicht zu behalten. Was Softwareprogramme leisten müssen, um Sie bei einem guten Dokumentieren unterstützen zu können, wird ebenso vorneweg erklärt.

■ **Ziel- und lösungsorientierter behandeln bzw. dokumentieren**

Wie Sie duch ein besseres Zeit- und Therapiemanagement (gezieltes Befunden, zielgerichtetes Behandeln und Wiederbefunden), Ihre Therapie erfolgreicher bzw. professioneller machen und dabei die Dokumentationen Ihr Arbeiten leiten und unterstützen können, steht im Mittelpunkt des dritten Kapitels. Damit Sie Herrin bzw. Herr Ihrer Dokumente bleiben, erhalten Sie durch Kurztexte, Zeichnungen und Übungen die notwendigen Informationen und Hilfen für einen sicheren und weniger aufwändigen Umgang mit Dokumentationen (◘ Abb. 1.1).

■ **Wie ist die Lage?**

Wo Sie persönlich und Ihr Team in punkto Dokumentieren stehen, wo Sie Arbeit einsparen und wie Sie sinnvoller dokumentieren können, erfahren Sie beim Realitycheck (► Kap. 4). Manche Verbesserungen können Sie allein be-

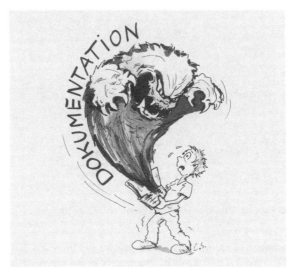

◻ **Abb. 1.1** Unabhängige Dokumentation

werkstelligen, für manche müssen Sie Ihr Team oder Ihre Organisation gewinnen. Was in Ihrer Macht steht und für welche Lösungen Sie Unterstützung benötigen, lernen Sie mit Hilfe von Beispielen und Übungen besser einzuschätzen.

■ Therapie oder Therapiedokumentation?

Die Bürokratie nimmt so sehr zu, dass wir mehr dokumentieren, als therapieren. Krankenkassen und Ärzte prüfen die Dokumentation bzw. Therapieberichte, nicht die Therapie. Im Alltag verwechselt aber niemand eine Speise mit einer Speisekarte oder eine Landkarte mit einer Landschaft. Wenn jemand notiert, »*das Glas ist halb voll*« und ein Anderer »*das Glas ist halb leer*«, so liegt das nicht an der Qualität des Dokumentierens oder an der Fähigkeit zur objektiven Beob-

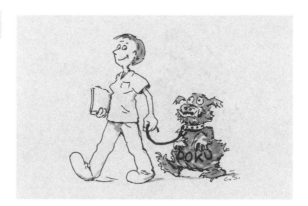

◨ **Abb. 1.2** Das Dokumentationsmonster wird zum Haustier

achtung, sondern es liegt daran, wie wir uns mitteilen. Ein Dokument schafft Realität. Darum geht es in diesem Buch auch immer um einen reflektierten Umgang mit Sprache und Schrift (▶ Kap. 5). Das hat eine ganz praktische Seite. Hier bekommen Sie Anregungen, wie Sie z. B. schnell und gut protokollieren können (▶ Kap. 6). Es gibt aber auch noch eine spielerisch-kreative Seite. Da erfahren Sie, wie Sie Tagebücher und Arbeitsjournale einsetzen können (▶ Kap. 7; ◨ Abb. 1.2).

Was gehört in die Therapiedokumentation?

Ingrid Kollak, Katja Bordiehn

I. Kollak, K. Bordiehn, *Einfach dokumentieren*,
DOI 10.1007/978-3-662-44545-7_2,
© Springer-Verlag Berlin Heidelberg 2014

Dieses Kapitel soll eine Orientierungshilfe sein und für mehr Durchblick sorgen, was eine Dokumentation wirklich beinhalten sollte. Diese Frage steht am Anfang, denn ein sicheres und weniger aufwändiges Dokumentieren beginnt damit, sich einen Überblick über die vom Gesetz vorgeschriebenen Rahmenbedingungen zu verschaffen. Die darüber hinaus für Ihre eigene Arbeit wichtigen Dokumente sollten Sie in Anzahl und Inhalt überprüfen, um effektiver zu dokumentieren. Wenn Sie mit den vorgeschriebenen und den zusätzlich für Ihre Arbeit wichtigen Dokumenten vertraut sind, dann sind Sie juristisch abgesichert und vermeiden unnötige Arbeit.

Dabei sollte das Hauptaugenmerk auf folgenden Aspekten liegen:

1. Der Leistungsbeschreibung für Ergo-, Physiotherapeuten und Logopäden (SGB V, § 92),
2. Der Verpflichtung der Leistungserbringer zur Sicherung und Weiterentwicklung der Qualität und der von ihnen erbrachten Leistungen (SGB V, §135a) sowie

3. Dem seit 26.2.2013 in Kraft getretenen Patientenrechtegesetz (PatRG)

Wie wichtig die Inhalte einer gut strukturierten Dokumentation für ein professionelles Arbeiten sind, und Ausschlag
über Behandlungserfolg sowie Zufriedenheit von Patient
und Therapeut geben kann, soll im Folgenden näher erläutert werden. Doch vorab sollten einige allgemeine Grundsätze beachtet werden, die das Dokumentieren erleichtern.

- **Drei Grundsätze zur Erleichterung
  des Dokumentierens**

Es wird offensichtlich, dass ein sicherer und weniger auf-
wändiger Umgang mit der Dokumentation möglich ist,
wenn wichtige Grundsätze eingehalten werden:

1. Es gibt eine verbindliche Absprache über alle
   Dokumente, die im Team eingesetzt werden, damit
   alle einen Überblick haben.
2. Die juristisch verbindlichen Inhalte einer Therapiedokumentation sind klar auf die vereinbarten
   Formulare verteilt, damit eine klare Struktur gegeben ist, an der man sich orientieren kann.
3. Alle Therapeuten im Team sind mit den Fachtermini
   vertraut, verwenden die gleichen Symbole und
   Abkürzungen, damit die verwendeten Zeichen auch
   von allen nachvollzogen und verstanden werden.

- **Therapiedokumentationen sind nützlich, wenn sie**
- Expertenstandards zur Grundlage haben, bzw.
  sich an medizinischen Leitlinien orientieren,

- neues Wissen über die Wirksamkeit von Therapien bieten (z. B. Wirksamkeit von US bei Epicondylitis, Sturzprophylaxe),
- Therapiepfade vorgeben, die den Arbeitsablauf leiten und sichern,
- eine Fachsprache benutzen,
- Prozesskoordination unterstützen und
- Therapieaufwand und -leistung abbilden.

■ Informationen zur Therapiedokumentation

Es gibt sehr viele Bücher, Internetseiten und Broschüren zu diesem Thema. Teure Prüfanleitungen haben den Nutzen v. a. auf der Seite der Verkäufer. Welche Literatur Sie auch immer bevorzugen, denken Sie bei der Anwendung an die Grundanforderungen: wenig Formulare, keine doppelten Eintragungen, fertige Formulierungen für Standardsituationen und Hinweise, um Besonderheiten und Risiken zu erkennen.

Tipp

Wenn Sie Ihre Therapiedokumentation nach den Hinweisen von öffentlichen Institutionen (z. B. den Dachverbänden von Ergo-Physiotherapie und Logopädie) sowie nach gesetzlichen Anforderungen organisieren, macht das Sinn, weil diese:

1. von Arbeitsgruppen ausgearbeitet sind,
2. dem Ablauf des Therapieprozesses folgen,
3. Grundlage der Prüfung durch die Krankenkassen darstellen,
4. genügend inhaltlichen und formalen Gestaltungsraum lassen und
5. aktuell und kostenlos (bei Mitgliedschaft in den Verbänden) zur Verfügung stehen.

Als Grundlage für die Überlegungen in diesem Buch sind diese Quellen auch sinnvoll. Denn es soll um die Darstellung und Diskussion des öffentlich vorhandenen Fachwissens gehen und nicht um die Vorzüge und Nachteile einer bestimmten Dokumentationssoftware. Ihre persönlichen Präferenzen für bestimmte Modelle und Dokumentationssysteme können Sie auf dieser Grundlage gut überprüfen.

Eine Orientierung der Dokumentation an frei erhältlichen Broschüren ist kostengünstig. Eine Orientierung an abrechenbaren Prozeduren erscheint auf den ersten Blick nicht nur kostengünstig, sondern sogar noch Geld einzubringen. Wenn allerdings nur noch dokumentiert wird, was sich abrechnen lässt, dann entfernt sich die Therapie immer weiter von einer planmäßigen und professionellen Versorgung auf neuestem Stand der Gesundheitsforschung.

Anders als in der Logopädie gibt es für Ergo- bzw. Physiotherapeuten keine einheitlichen Dokumentationsrichtlinien. Bestehende Dokumentationsvorlagen richten sich hauptsächlich nach dem Krankheitsbild bzw. nach der Behandlungsmethode. Somit gilt es den Wust an bestehenden Formularen zu sondieren, diesen auf einen überschaubaren Nenner zu bringen und ein individuelles Dokumentationsformular zu erstellen. Dieses sollte gut strukturiert, übersichtlich für alle Patienten standardisiert sein, eine gemeinsame Sprache sprechen und sich gut in die Therapie integrieren lassen.

2.1 Überblick der gesetzlichen Rahmenbedingungen

Um richtig und vollständig zu dokumentieren, ist es wichtig sich einen Überblick über die vom Gesetz vorgeschriebenen Rahmenbedingungen zu verschaffen. Hierbei sollte das Hauptaugenmerk, wie schon erwähnt, auf die im SGB V verankerte Leistungsbeschreibung sowie Qualitätssicherung für medizinische Gesundheitsberufe und das neue Patientenrechtegesetz (SGBV, BGB) liegen.

2.1.1　Leistungsbeschreibung

Laut der im SGB V verankerten Leistungsbeschreibung für medizinische Gesundheitsfachberufe gehören für Ergo-, Physiotherapeuten und Logopäden zu jeder Therapie:

- eine Durchführung der Befunderhebung,
- das Aufstellen eines individuellen Behandlungsplans,
- die Durchführung der therapeutischen Maßnahmen am Patienten,
- die Regelbehandlungszeit sowie
- eine Verlaufsdokumentation sowie ggf. die Mitteilung an den verordnenden Arzt.

Betrachten wir im Folgenden die einzelnen Schritte und deren Bedeutung für eine vollständige Dokumentation.

Befunderhebung

Was sollte also eine fundierte Befunderhebung beinhalten? Grundsätzlich erfolgt diese auf der Grundlage der ärztlichen Verordnung und bildet die Voraussetzung für eine sinnvolle und erfolgreiche Therapie. Daher ist ein zielgerichtetes Vorgehen hier von großer Bedeutung. Zu den Inhalten gehört eine ausführliche Anamnese mit Herausstellen der Hauptproblematik des Patienten. Es sollen gemeinsam mit dem Patienten Behandlungsziele definiert, und ein individueller Behandlungsplan erstellt werden.

　　Eine vollständige Anamnese sollte deutlich herausstellen:

- Was das Problem des Patienten ist (Hauptproblem)?
- Wo es ist (Körpertabelle)?
- Wann es auftritt (Verhalten der Symptome)?

- Warum es aufgetreten ist (Geschichte)?
- Wovor Vorsicht geraten ist (spezielle Fragen)?

> **Die Anamnese zur Informationssammlung**
> - erfolgt über mehrere Schritte und ist in Inhalt und Form für alle verbindlich, um Fehler und Doppelungen zu vermeiden,
> - macht auf die Risiken aufmerksam und dokumentiert diese eindeutig,
> - spricht alle Lebensbereiche des Patienten an.

■ **Aufmerksamkeit auf Risiken richten**

Unabhängig von der Form des Assessments besteht die zentrale Aufgabe darin, die Risiken bei der Therapie durch verschiedene differentialdiagnostische Tests (Screening) zu erkennen und auf die spezifischen Bedürfnisse des Patienten aufmerksam zu machen. Es ist wichtig, die Patienten mit besonderen Problemen, die vorab einer ärztlichen Abklärung bedürfen zu erkennen (yellow und red flags), um Behandlungsfehler zu vermeiden (z. B. bei Krebserkrankungen, Aneurysmen, Polyneuropathien oder Kardiovaskulären Erkrankungen).

Tipp

Unser Anamnesebogen – Nehmen Sie sich Ihren Anamnesebogen einmal vor. Wer benutzt ihn am häufigsten? Leitung, Therapeuten, Schüler, alle gleich? Wie sieht er aus: Übersichtlich oder eher zusammengestellt? Sind Patienten mit besonderen Risikofaktoren gut zu erkennen? Werden Risiken deutlich, die bei der Therapie zu beachten sind? Wie umfangreich ist er: Gut handhabbar oder mehrere Seiten lang? Wie ist er gegliedert? Welche Teile sind gut, welche weniger gut gelungen? Haben Sie Ideen für eine Überarbeitung? (Lösung: ▶ Kap. 9.1)

- **Alle Lebensbereiche (ICF-Ebenen) einbeziehen**

Aktivität und Partizipation werden immer noch zu wenig berücksichtigt, obwohl Patienten wie auch Kostenträger häufig den Behandlungserfolg auf diesen Ebenen messen. Nicht selten gründet diese, an Strukturen und Defiziten orientierte Sicht, auf Untersuchungsschemata (Dokumentationsbogen), die sehr spezifisch auf bestimmte Krankheitsbilder der einzelnen klinischen Fachrichtungen ausgelegt sind. Der ganzheitliche Blick auf den Patienten und auf seine Bedürfnisse bezüglich seines funktionalen Gesundheitsstatus kommt dabei häufig zu kurz.

> ❯ Alle Lebensbereiche, die im Rahmen der geplanten Therapie berührt werden, sollten in der Patientenanamnese besprochen werden.

Nach der Anamnese erfolgt die Planung der Therapie mit anschließender Durchführung der Funktionsuntersuchung. Es werden Beobachtungs-, Test- und Screeningverfahren eingesetzt, aus denen sich die Initialbehandlung ergibt. Zu jeder Behandlung gehört ein Wiederbefund, zur Beurteilung der Effektivität der ausgewählten Therapiemethode. Woraufhin ein Gesamtbehandlungsplan erstellt wird.

Individueller Behandlungsplan

Auf der Grundlage der ärztlichen Verordnung mit Angabe der Diagnose, der Leitsymptomatik sowie der therapeutischen Funktionsanalyse und Befunderhebung, wird der individuelle Behandlungsplan erstellt. Dies ist wichtig, um gemeinsam mit dem Patienten Behandlungsziele festzulegen, die es in regelmäßigen Abständen zu kontrollieren und zu erweitern gilt. Daraufhin finden, in der vorgeschriebenen Regelzeit, gezielt die therapeutischen Maßnahmen ihre Anwendung. Anschließend erfolgt der Wiederbefund, um die Effektivität der erbrachten Therapiemethode zu überprüfen und zu bewerten.

> **Praxistipp**
>
> — Nutzen Sie die SMART-Formel um Therapieziele zu beschreiben (spezifisch, messbar, akzeptabel, realistisch und terminiert, ▶ Kap. 3.
> — Benennen Sie die zur Erreichung der Ziele getroffenen Maßnahmen und wie diese durchgeführt werden.
> — Verweisen Sie auf Skalen und Protokolle, in denen Durchführung und Ergebnisse festgehalten werden.
> — Überprüfung und Anpassung der Ziele nach den Ergebnissen aus Skalen und Protokollen.

Verlaufsdokumentation

Nach Anamnese und Befund hat der Heilmittelerbringer für jeden Patienten eine Verlaufsdokumentation zu führen und kontinuierlich je Behandlungseinheit fortzuschreiben; im Interesse einer effektiven und effizienten therapeutischen Behandlung. Sie erfolgt je Behandlungseinheit und umfasst die im Einzelnen erbrachte Leistung, die Reaktion des Patienten und ggf. Besonderheiten bei der Durchführung. Am Ende der Behandlungsserie erstellt der Therapeut die Mitteilung an den verordnenden Arzt (Therapiebericht).

Die Durchführung einzelner Therapiemaßnahmen wird mit Datum und Handzeichen in der Therapiedokumentation bestätigt. Bei vollständig EDV-gestützten Systemen werden Zeit und Handzeichen automatisch eingesetzt, weil der Dokumentierende sich anmelden und einloggen muss.

Dabei sollte die Dokumentation während der Therapie erfolgen. Das ermöglicht eine vollständige und korrekte Dokumentation und hinterlässt einen kompetenten Eindruck.

Therapiebericht

Abschließend erfolgt nach jeder Therapieserie (Beendigung des Rezepts) eine Mitteilung an den verordneten Arzt, hinsichtlich des Standes der Therapie. Am besten informiert der Therapeut den Patienten zu Beginn der letzten Therapiesitzung, dass der Arzt einen Therapiebericht wünscht und füllt diesen gemeinsam mit dem Patienten aus. So kann er sichergehen, auch wirklich die Situation des Patienten wiederzugeben. Dieser wiederum sieht, dass eine gewisse Kommunikation stattfindet und er einbezogen ist.

Laut einer Umfrage niedergelassener Ärzte [3] sollte der Therapiebericht folgende Inhalte umfassen:

- Die ärztliche Verordnung mit Angabe der Indikation (bestehend aus Diagnose und Leitsymptomatik),
- das Ergebnis der therapeutischen Befunderhebung mit den daraus resultierenden Therapiezielen,
- die erbrachte Leistung bzw. therapeutische Maßnahme (je Behandlungseinheit),
- der Soll-IST Vergleich der Therapieziele (Wurden diese erreicht? Wenn nicht, warum nicht?)
- die Reaktionen des Patienten auf die Behandlung, ggf. Besonderheiten und Compliance sowie
- einer prognostischen Einschätzung
- wenn Folgeverordnung angefordert, dann klare und nachvollziehbare Begründung warum diese sinnvoll ist.

Jedoch sprechen viele Therapieformen in der Dokumentation unterschiedliche Sprachen, so dass sie selbst von den eigenen Kollegen nicht immer verstanden werden. Darüber hinaus hängt das, was als Ergebnis dokumentiert wird, im Wesentlichen von dem einzelnen Therapeuten ab und kann bei der Beurteilung ein und desselben Patienten durch verschiedene Therapeuten zu unterschiedlichen Ergebnissen und Empfehlungen führen [4]. So sind folgende Formulierungen als Fazit von Therapie nicht selten:

Therapeut 1: »Die Schwellung des Gelenkes ist noch stark, die Therapie sollte zur Reduktion derselben fortgesetzt werden«, oder die Äußerung eines zweiten Therapeuten über denselben Patienten:

Therapeut 2: »Die Schwellung ist noch stark, sie ist jedoch weder therapeutisch beeinflussbar noch behindert sie den Patienten im Alltag; die Therapie kann daher abgeschlossen werden«.

Schließlich ist die Beurteilung der Therapeuten nicht nur Abhängig von der Körperstruktur (wie z. B. Schwellung, Rötung, Atrophie oder Beweglichkeit). Diese bilden zwar eine wichtige Grundlage, geben aber auf die Frage nach verbleibenden Behinderungen in Alltag und Beruf nur unzureichende Antworten (Einbezug der ICF Kriterien). In diesem Zusammenhang fällt der Blick auf die Diskussion und Anwendung von standardisierten Tests und Assessmentverfahren zur Überprüfung von Ergebnissen als zentralem Aspekt einer Qualitätssicherung von Therapie [5].

Abschließend lässt sich sagen, dass durch gut strukturierte Therapieberichte deutlich zielgerichteter und zeitsparender dokumentiert werden kann. Die Dokumentation von Therapieerfolgen hilft den zuweisenden Ärzten die Effektivität der verordneten Therapie besser einschätzen zu können und unterstützt diese gleichzeitig in der Argumentation für eine Therapiefortsetzung und ggf. für einen Genehmigungsantrag. Zusätzlich fördert es den interdisziplinären Austausch und bildet die Basis für eine professionelle Zusammenarbeit.

2.1.2 Auf einen Blick

Eine gute Dokumentation erleichtert das Überprüfen von Therapiezielen, die Kommunikation mit dem Arzt sowie die Betrachtung und Bewertung des Therapieerfolges durch den

Patienten. Um Ihnen hierbei die Arbeit zu erleichtern und Ihnen mehr Freiraum für die Therapie zu schaffen ist eine gute Therapieorganisation erforderlich. Denn nicht selten erlebt man in der Praxis gegenteiliges.

Herr Bauer bekommt heute seine erste ergotherapeutische Behandlung nach einer Karpaltunnel-OP. ET Pia ist in der ersten Therapieeinheit ganz mit der Befunderhebung, Aufstellen eines Behandlungsplans und dessen Dokumentation beschäftigt. Woraufhin Herr Müller sich am Ende der Therapie beschwert, gar keine Behandlung erhalten zu haben.

Anja Müller, Physiotherapeutin aus Berlin, ist genervt: »Wenn ich die Leistungsbeschreibung der gesetzlichen Krankenversicherung (GKV) erfüllen will, verbringe ich viel Zeit mit Schreibarbeiten. Besonders für die vollständige Anamnese und systematische Befunderhebung zu Behandlungsbeginn eines neuen Patienten, benötige ich oft den gesamten ersten Behandlungstermin. Da bleibt nicht mehr viel Zeit für eine ordentliche Therapie.«

So fragen sich viele Therapeuten, wie sich dieser Bürokratie-Aufwand besser organisieren lässt, damit sie selbst wie auch Patienten zufriedener sind.

Praxistipp

- Nehmen Sie sich für den ersten Termin mehr Zeit (mind. 45 min).
- Lagern Sie bestimmte Formulare aus der Therapie aus: Lassen Sie Patientenfragebögen vorab ausfüllen und bestellen Sie dazu den Patienten eher in die Praxis, damit sie diese in Ruhe ausfüllen können.

- In der Praxis hat sich bewährt, nicht mehr als zwei Seiten für den Befund vorzusehen, da es sonst leicht unübersichtlich wird.
- Auf eventuelle Zusatzbefunde, die auf spezielle Krankheitsbilder zutreffen, separat zurückgreifen.
- An der Entwicklung eines Befundbogens sollten möglichst alle Therapeuten einer Einrichtung beteiligt sein; das erhöht die Akzeptanz und den Umgang.
- Meilensteine festlegen, die für alle Therapeuten gelten.
- Rollenspiele zur Übung eines ersten Patienten-gespräches, des Therapieverlaufs und Abschluss-gesprächs durchführen.
- Kommunikationsrichtlinien erstellen.
- Therapiebericht insbesondere hinsichtlich der erreichten Therapieziele mit Patienten gemeinsam formulieren.

2.2   Qualitätssicherung

Neben der Leistungsbeschreibung der therapeutischen Fachberufe ist in §135a SGB V festgeschrieben, dass Leistungserbringer zur Sicherung und Weiterentwicklung der Qualität und der von ihnen erbrachten Leistungen verpflichtet sind. Dies geht mit einer Dokumentationspflicht einher. Umso wichtiger erscheint auch der Aspekt der Ergebnisevaluation von Therapie, um den Sinn der konkreten Behandlungspraxis zu überprüfen und zu dokumentieren, was wiederum evidenzbasiertes Behandeln, d.h. die Orientierung an wissenschaftlich belegten Therapiemöglichkeiten und Leitlinien, erfordert.

»Das hat mir richtig gut getan«, seufzt Hannelore Müller,
»Sie machen das immer so schön!«

Solche Komplimente hören Therapeuten oft von ihren Patienten. Doch »gut« und »schön« reichen nicht aus, um die
Qualität von Therapie und Praxis nachzuweisen. Qualitätsmanagement in Heilmittelpraxen scheint noch in den Kin-
derschuhen zu stecken, obwohl ringsherum im Gesundheitswesen das Thema längst mit viel Aufwand in die Praxis
umgesetzt wird.

2.3   Patientenrechtegesetz (PatRG)

Das seit Ende Februar 2013 in Kraft getretene Patientenrechtegesetz ist kein eigenes Gesetzbuch, sondern ändert
und ergänzt das Bürgerliche Gesetzbuch (BGB) und das 5.
Buch des Sozialgesetzbuches (SGB). Mit den neuen gesetzlichen Regelungen wurde der Anspruch der Patienten auf
Informationen rund um ihre Behandlung aber nicht neu
geregelt. Vieles galt – aufgrund entsprechender Rechtspre-
chung (▶ Abschn. 2.1 und ▶ Abschn. 2.2) – bereits in der
Vergangenheit. Nun sind die Patientenrechte gesetzlich
verankert. Das hat auch Auswirkungen auf die Arbeit der
Heilmittelerbringer. Was dies genau beinhaltet und wie die
Fakten für die Anwendung des PatRG bei der Therapie auf
ärztlicher Verordnung sind, wird im Folgenden beschrieben.
Hierbei liegt das Augenmerk vor allem auf dem Behandlungsvertrag zwischen Patient und Therapeut, der Aufklä-
rungspflicht des Therapeuten gegenüber dem Patienten sowie der Dokumentationspflicht. Darüber hinaus informiert
es über den Umgang mit Behandlungsfehlern.

■ ■ Der Behandlungsvertrag…

- … regelt Rechte und Pflichten von Therapeut und Patient.
- … wird vor Beginn der Therapie abgeschlossen (idealerweise bereits mit der ersten Terminvergabe)
- … legt fest, dass die Therapie nach anerkanntem fachlichem Standard erfolgen wird.
- … verpflichtet den Patienten, die vereinbarte Vergütung zu bezahlen, sofern diese nicht von der Krankenkasse übernommen wird. Das gilt auch für Ausfallhonorare bei versäumten oder zu spät abgesagten Terminen.
- … sollte immer schriftlich abgeschlossen werden. Hierzu eignen sich beispielsweise ein Aufklärungsbogen (z. B. unter www.physio-deutschland.de/fachkreise/beruf-und-bildung/freiberufler/patientenrechtegesetz.html) und bei Privatpatienten eine Honorarvereinbarung.
- … ist den Patienten als Kopie auszuhändigen.

■ ■ Die Aufklärung/ Information…

- … muss zu Beginn der Behandlung in einem persönlichen Gespräch erfolgen.
- … kann durch Merkblätter oder schriftliche Erläuterungen ergänzt werden.
- … muss verständlich und vollständig sein.
- … bezieht sich auf Art, Umfang, Durchführung, potentielle Risiken einer Therapie sowie die Notwendigkeit und Dringlichkeit.
- … muss einen Ausblick auf den Verlauf und das, was der Patient zum Therapieerfolg beitragen kann, geben. So habe der Patient das Recht, über alle für ihn und seine Erkrankung in Frage kommenden Diagnostik- und Therapieverfahren aufgeklärt zu werden – auch über solche, die derzeit nicht zum Leistungskatalog der gesetzlichen Krankenkassen gehören.

- … nennt dem Patienten anfallende Kosten für die Therapie. Werden Behandlungskosten nicht von der Krankenkasse übernommen und weiß dies der Behandelnde, dann muss er den Patienten vor dem Beginn der Behandlung entsprechend informieren. Bei Heilmittelbehandlungen mit ärztlicher Verordnung ist dies allerdings nicht so wichtig wie etwa bei einer First-Contact-Behandlung.
- … mündet in die mündliche, besser noch schriftliche Einwilligung des Patienten. Der Patient erklärt sich, sofern Aufklärungsbögen verwendet werden, mit seiner Unterschrift mit der Therapie einverstanden.
- … sollte stets im Anschluss an das persönliche Gespräch erfolgen und in der Patientenakte dokumentiert werden.

■■ In der Dokumentation…

- … müssen alle einzelnen Schritte und Maßnahmen innerhalb einer Therapie nachvollziehbar beschrieben sein. Nur so sind rechtliche Konsequenzen in einem Streitfall auszuschließen. Besonders wichtig sind Anamnese, therapeutische Untersuchung, Ergebnisse, Therapieziel, Aufklärungsinhalte und Therapieverlauf (▶ Abschn. 2.1.1).
- … muss klar ersichtlich sein, welcher Eintrag wann von welchem Therapeuten erfolgt ist.
- … sind nachträgliche Änderungen nur zulässig, wenn der ursprüngliche Inhalt erkennbar bleibt und sie mit Datum und Namen versehen werden.
- … die Patientenakte und Dokumentation wird für zehn Jahre aufbewahrt.

Somit wurde nun auch in diesem Gesetz die Dokumentationspflicht niedergeschrieben.

Patientenakten müssen vollständig und sorgfältig geführt werden. Fehlt die Dokumentation oder ist sie unvollständig wird in einem evtl. stattfindenden Prozess zu Lasten des Behandelnden vermutet, dass die nicht dokumentierte Maßnahme auch nicht erfolgt ist.

Zudem darf nur die Therapie erfolgen, die auf der Verordnung aufgeführt ist und sie darf nur durch Therapeuten mit entsprechender Qualifikation erfolgen. Alle Verstöße diesbezüglich können als Behandlungsfehler, und im Falle einer Schadensersatzforderung zu Ungunsten des Heilmittelerbringers, ausgelegt werden [1] [6].

Praxistipp

- **Etablieren Sie Dokumentationsstandards:** Legen Sie schriftlich fest, bei welcher Therapie in welchem Umfang dokumentiert werden muss. Grundsätzlich sollte keine Behandlung ohne Dokumentation durchgeführt werden. Übernehmen Sie diesen Grundsatz in Ihr QM oder übernehmen Sie diesen in einer Arbeitsanweisung für die angestellten Mitarbeiter.
- **Fälschungssicher:** Berichtigungen oder Änderungen in der Patientenakte müssen so vorgenommen werden, dass keine Einträge gelöscht werden und das Datum der Änderung/Ergänzung zu erkennen ist. Dies gilt ausdrücklich auch für die elektronische Dokumentation. (§630 Abs. 1)
- **Lange Aufbewahrungsfrist:** Die Patientenakte muss zehn Jahre lang archiviert werden. (§630f Abs. 3)
- **Erweiterte Dokumentationspflicht:** Therapeutische Maßnahmen und Ergebnisse, die nicht dokumentiert wurden, gelten als nicht erbracht – auch dann nicht, wenn die Dokumentation nicht lange genug aufbewahrt worden ist. (§630h, Abs. 3)

- **Umfangreichere Einsichtsrechte:** Patienten haben zukünftig das Recht, Abschriften/Kopien der Therapiedokumentation einzufordern. Das gilt auch für elektronische Dokumentationen. (§630g)
- **Prüfen Sie Ihre Software:** Ist sichergestellt, dass in der elektronischen Dokumentation nichts gelöscht werden kann? Werden Änderungen in der elektronischen Dokumentation dokumentenecht gespeichert? Kann für Patienten ohne großen Aufwand die gesamte Dokumentation ausgedruckt werden (mit und ohne gelöschte bzw. geänderte Einträge)? Hat der Softwareanbieter ein Datensicherungskonzept, sodass auch in zehn Jahren noch auf die Dokumentationsdaten zugegriffen werden kann?
- **Patientenaufklärungsbögen:** Patienten über die geplante Maßnahme, deren Zielsetzung, Wirkung und Risiken aufklären und die Aufklärung schriftlich dokumentieren. Nutzen Sie diese Bögen für das im Patientenrechtegesetz festgelegte Aufklärungsgespräch. Das schafft Rechtssicherheit für Sie und Ihre Mitarbeiter.

Fazit

Therapiedokumentation wird leichter und effektiver, wenn

- v. a. die vorgeschriebenen Formulare genutzt und nur wenige Zusatzformulare eingesetzt werden,
- verbindliche Standards genutzt werden,
- die systematische Sammlung, Auswertung und eine für alle an der Behandlungskette Beteiligten anschauliche Präsentation praktiziert wird [2]

- die Anamnese besondere Aufmerksamkeit auf Risiken legt und eine darauf spezifisch ausgerichtete Therapie geplant wird,
- Therapieziele knapp formuliert sind und die Wirkung der Therapiemaßnahmen im Hinblick auf diese Ziele eingeschätzt wird,
- Assessments nach vereinbarten Standards eingeübt und durchgeführt werden, um Leistungen im Komplex nachweisen zu können,
- einheitliche Sprache trotz unterschiedlicher Therapieformen gesprochen wird,
- der Therapiebericht die weitere Versorgung sicherstellt,
- durch interne und externe Fortbildungen die Leistungen eines Teams unterstützt werden.

Literatur

1. Bundesministerium für Gesundheit (BMG) (2013): Ratgeber für Patientenrechte. www.bmg.de/fileadmin/dateien/Publikationen/Praevention/Broschueren/130627_PRB_Internet_pdf_neu.pdf. [Stand: 20.03.2014]
2. Broda M, Beckmann U (2000) Dokumentation und Katamnestik. In: Koch U, Bengel J (Hrsg) Grundlagen der Rehabilitationswissenschaft – Themen, Strategien und Methoden der Rehabilitationsforschung. Springer Berlin Heidelberg, S.361-375
3. Goebel, D, Schultz, W. (2011): Ambulante Physiotherapie in Orthopädie und Unfallchirurgie: Kann der Erfolg überhaupt beurteilt werden? Z. Orthop. Unfall 2011; 149: 17-21
4. Wirtz, M. (2004): Bestimmung der Güte von Beurteilungseinschätzungen mittels der Intraklassenkorrelation und Verbesserung der Beurteilungseinschätzungen. Die Rehabilitation, 43 (6); 384-398.
5. ZVK (Zentralverband der Physiotherapeuten) (2006): Handbuch-Standardisierte Ergebnismessung in der Physiotherapie-Praxis
6. ZVK (Deutscher Verband für Physiotherapie e.V.): Patientenrechtegesetz. www.physio-deutschland.de [Stand: 13.3.2014]

Wirksamer arbeiten – Daten erheben, sichern und auswerten

Ingrid Kollak, Katja Bordiehn

I. Kollak, K. Bordiehn, *Einfach dokumentieren*,
DOI 10.1007/978-3-662-44545-7_3,
© Springer-Verlag Berlin Heidelberg 2014

Im Gegensatz zu Texten, die sich Menschen gern über SMS oder E-Mails, Postkarten und Briefen zusenden, geht es bei Dokumentationen um Texte, die nicht freiwillig verfasst werden. Die Arbeit an diesen Texten wird als nervig und umfangreich empfunden, ihr Nutzen ist z.T. zweifelhaft, ihr Aufwand wird mit Qualitätsprüfungen, Rechtsstreits und Leistungsabrechnungen begründet. Das ist nicht sehr motivierend.

❯ Dieses Kapitel nimmt den Frust beim Dokumentieren ernst und bietet Lösungen. So können Sie sich fürs professionelle Dokumentieren motivieren.
— Überblick erarbeiten und Herrin, bzw. Herr der Daten sein!
— An positive Erfahrungen mit Schicht-, Routenplaner und Internet andocken!
— Standards, medizinische Leitlinien und klinische Studien nutzen!

- **Für den besseren Durchblick**

Das vorangegangene Kapitel hat Ihnen einen Überblick über die gesetzlich vorgeschriebenen Rahmenbedingungen gegeben und welche Inhalte bzw. Formulare zu einer vollständigen Dokumentation gehören. Hier geht es nun um eine wirksamere Arbeit damit. Es ist gut, wenn Sie sich eine klare Haltung und einen sicheren Umgang mit der Therapiedokumentation aneignen und immer wieder in gleicher Weise vorgehen. So werden Sie immer sicherer und bekommen ein viel besseres Gespür für wichtige Details und Unterschiede.

- **Positive Erfahrungen nutzen**

Bereits ausgearbeitete standardisierte Formulare und vorhandene Leitfäden haben das Management vereinfacht und werden von vielen Therapieeinrichtungen verwendet. Medizinische Datenbanken und Fachzeitschriften bieten umfangreiche Informationen und werden häufig genutzt. Neue Richtlinien und eine Erweiterung der Krankenkassenprüfungen werden auf jeden Fall die Entwicklung der Dokumentation und den Umgang der Therapeuten mit der EDV beeinflussen.

- **In Therapiedokumentation investieren**

Die Dokumentation muss nützlich sein und die unterschiedlichen Maßnahmen der Therapie abbilden. Die Dokumentation soll die Arbeiten von der Patientenversorgung über die Prozesskoordination bis zum Personalmanagement unterstützen. Dokumentationsprogramme sollen Fachwissen und Fachsprache leichter zugänglich machen, Abläufe übersichtlicher darstellen und unterstützen und Arbeitsaufkommen und Arbeitsergebnisse sichtbar werden lassen.

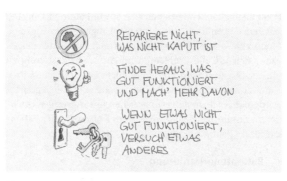

◻ Abb. 3.1 Umgang mit Problemen nach Shazer und Berg

3.1 Eine professionelle Haltung einnehmen

Es ist befreiend, wenn Sie sich zu einer bestimmten Haltung entscheiden und diese in Ihrer täglichen Praxis beibehalten. Denn von der eigenen Lust und Laune oder der seiner Teamkolleginnen und -kollegen mehr als nötig abhängig zu sein, raubt Energie und Kraft. Aus der Beratungspraxis, die vergleichbar hohe Anforderungen in Bezug auf Kommunikation und Interaktion zu erfüllen hat, gibt es wichtige Leitgedanken. Diese können für Ihren Umgang mit Patienten und Problemen sehr nützlich sein und Ihnen dabei helfen, eine professionelle Haltung einzunehmen [2] (◻ Abb. 3.1).

- Repariere nicht, was nicht kaputt ist!
- Finde heraus, was gut funktioniert und mach' mehr davon!
- Wenn etwas nicht gut funktioniert, versuche etwas anderes!

Diese Leitgedanken beziehen sich sowohl auf den Umgang mit dem Gegenüber als auch auf den Umgang mit Aufgaben. Menschen, die in fürsorgenden Berufen tätig sind, neigen dazu, sich für alle Probleme und Aufgaben zuständig zu fühlen. Dagegen wird hier empfohlen, auf drängende Probleme zu sehen. Für diese Probleme sollen Lösungen gesucht werden, die sich an den erfolgreichen Lösungswegen orientieren. Zusammengefasst wird dieses Konzept in der Patienten- und Lösungsorientierung.

- **Patientenorientierung**

Machen Sie es sich zu Ihrer professionellen Haltung, die Perspektive Ihres Patienten, Klienten oder Ihrer Bewohnerin einzunehmen. Akzeptieren Sie den Eigensinn Ihres Gegenübers und lassen Sie sich die Probleme erklären. Fragen Sie z. B., wann das Problem aufgetaucht ist, wie häufig es auftritt und in welcher Form usw. Hören Sie genau bei den Antworten zu und schreiben Sie alles auf. Das sofortige Dokumentieren erspart Ihnen viel Arbeit. Denn in der Praxis haben Sie viel zu tun und erhalten oft parallel Informationen. Wenn Sie wichtige Dinge vergessen oder durcheinander bringen, bedeutet das einen Mehraufwand für Sie durch Nachfragen und Umorganisieren usw.

- **Lösungsorientierung**

Wenn es um Probleme geht, sollte es im nächsten Schritt auch immer um Ressourcen gehen. Machen Sie es sich zu Ihrer professionellen Haltung, Patienten, Klienten oder Bewohner nach ihren Lösungsmöglichkeiten zu fragen. Erkundigen Sie sich nach Vorschlägen zur Unterstützung und nach Wünschen bzw. Zielen. Fragen Sie z. B. was in ähnlichen Situationen bisher am besten geholfen hat, wie ähnliche Probleme bisher bewerkstelligt wurden, was gewünscht wird bzw. erreicht werden soll. Denken Sie daran, dass jeder Mensch sich selbst am besten kennt und sich auf Erfahrungen stützen kann. Denken

Sie ebenso daran, dass auch kleinere Verbesserungen Schritte zu einer Lösungen darstellen und dass Maximallösungen selten und keinesfalls immer die besten sind.

Tipp

Übung 2

Professionelle Arbeit – Was macht die Professionalität von Frauen und Männern aus, die als Kunstmaler und Artisten, Friseure und Klempner, Kellner und Lehrer arbeiten? Notieren Sie spezifische Qualitäten und gemeinsame Qualitäten. (Lösung: ▶ Abschn. 9.2)

■ **Ein verbreitetes Missverständnis**

Der Mensch ist ein »bio-psycho-soziales Wesen« [4], das »ganzheitlich« zu betrachten ist [5] und nach einer Gesundheit strebt, die als »körperliches, seelisches und soziales Wohlbefinden« [3] zu verstehen ist. Diesem immensen Anspruch folgte ein nicht weniger unermesslicher Dokumentationsaufwand, damit in der ständig kürzeren Therapiezeit auch kein Aspekt verloren geht. Eine Ordnung musste her. Man besann sich auf die Bedürfnispyramide von Maslow [7] und schuf Kategorien der Bedürfnisermittlung von »Atmung« bis »Sinnfindung«, die immer weiter verfeinert wurden. Das mag im Sinn einer umfassenden Sorge gut gemeint sein. Doch sei die Frage erlaubt, ob eine solche umfassende Versorgung innerhalb der Therapie geleistet werden kann und ob das nur von den richtigen Fragen abhängt (■ Abb. 3.2). Patienten können einwenden, wozu es die vielen Fragen nach den unterschiedlichen Bedürfnissen gibt, wenn zu deren Befriedigung an dieser Stelle nichts beigetragen wird. Eine Versorgung bzw. Therapie muss nicht nur fachlich, sondern auch sozial sein und alle Menschen erreichen. Das schafft man nicht über die Therapieanamnese, sondern über Sozialpolitik.

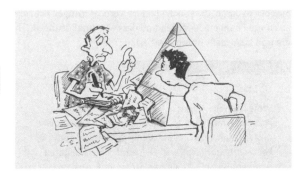

⬛ **Abb. 3.2** Er wurde das Gefühl nicht los, dass sich die Maslow-Bedürfnispyramide zwischen ihn und seine Patienten stellte

Heute haben Patienten und Therapeuten eine lange Liste von Fragen zwischen sich aufgetürmt, die ihr Verständnis füreinander und ihr Verhältnis zueinander nicht per se verbessern muss. Dieses gesamte Dokumentationspaket wird in Papierform oder als elektronische Datei immer wieder vervielfältigt, verbreitet und verkauft – und verstopft Rechner, Archive und Hirne. Noch gibt es zu wenig Nutzer, die den Fragenkatalog entsprechend der eigenen Arbeit auf wesentliche Fragen reduziert und Platz für spezifische Details geschaffen haben. Die Investition in ein Dokumentationssystem, das so knapp wie nur möglich, in der Sache klar und rechtlich aussagekräftig ist, entlastet alle und verbessert die Kommunikation. Wie gut ein Dokumentationssystem ist, zeigt sich, wenn es von vielen und gerne genutzt wird. Ist dies nicht der Fall, dann ist kaum davon auszugehen, dass alle Nutzer irren.

Wer herausfinden möchte, wie viel Informationen tatsächlich in den Patientenakten steckt, sollte einmal ein Archiv besuchen oder in ältere Patientenakten sehen.

Tipp		

Übung 3

Holen Sie sich die Erlaubnis und sehen Sie sich zehn
Dokumentationen aus dem letzten oder vorletzten
Jahr an. Ob Sie dafür ins Archiv gehen oder eine alte
Datei aufrufen, ist egal. Überprüfen Sie, wie viele
Formulare nicht ausgefüllt wurden. Überprüfen Sie
auch, auf wie vielen Formularen Sie Daten und
Sätze finden, die für Sie interessant und aussagekräftig
sind. (Lösung: ▶ Abschn.9.3)

Es macht keinen Sinn, Stauraum oder Speicherplatz mit
Patientenakten zu füllen, in denen unzählbare leere Formulare mit belanglosen Aussagen stehen. Weniger ist mehr.
Weniger Formulare mit mehr individuellen und wesentlichen Fakten über Bewohner, Klienten und Patienten sind
nötig, um die notwendigen und nützlichen Pflegehandlun-
gen zu begründen und deren Durchführung zu dokumentieren.

3.2 Hinweise, die alle Arbeitsschritte betreffen

Vorab werden Ihnen formale und inhaltliche Hinweise gegeben, die alle Arbeitsschritte der Therapiedokumentation
betreffen.

■ Formale Hinweise

In den genannten Anleitungen zur Dokumentation werden
formale Hinweise gegeben, die das dokumentenechte
Schreibwerkzeug, leserliche Schrift (unser Beispiel aus
»Kennen Sie das?«), Korrekturen, die das vorher Geschrie-

bene sichtbar lassen, betreffen. Bei elektronischen Dateien bleiben alle Angaben erhalten. Sie können korrigiert werden, die Korrekturen bleiben sichtbar.

- **Inhaltliche Hinweise**

Bei den inhaltlichen Hinweisen geht es um den Unterschied zwischen beschreiben und bewerten. In einer Therapiesituation kann z. B. Schmerz oder Empfinden des Patienten vom Therapeuten als »stark« oder aber auch als »übersensibel« beschrieben werden. Diese Art von Bewertungen ist schwierig, denn aus Sicht der betroffenen Person können diese Situationen unangenehm, peinlich, erniedrigend usw. sein. Aus Sicht des Therapeuten sind sie anstrengend und häufig Routine. Im ▶ Kap. 5 geht es um Sprache und wie sie beschreibt, bewertet, Zusammenhänge schafft usw.

3.3   Informationssammlung

Im zweiten Kapitel wurden bereits die gesetzlich vorgeschriebenen Dokumentationsinhalte vorgestellt, im Einzelnen näher erläutert und deren Wichtigkeit für eine erfolgreiche Therapie hervorgehoben. In den folgenden Abschnitten geht es nun um den professionellen Umgang mit diesen Dokumentationsinhalten bzw. -formularen.

Hinsichtlich der Informationssammlung (Anamnese, Befund, Aufklärungsgespräch usw.) gibt es zwei unterschiedliche Herangehensweisen:

- eine, die alles erfassen will und
- eine andere, die alles für die Situation Wichtige erfassen will.

Auf diese Weise kommen entweder alle nützlichen Daten zusammen oder noch viele Daten und Informationen darüber hinaus, die oftmals nicht verwendet werden. Persönliche

Fragen können bei Menschen, die nur kurz behandelt werden oder die neu in die Therapie kommen, als Belästigung und Eindringen in die Privatsphäre aufgefasst werden.

■ **Welche Informationen benötigt eine Anamnese?**

Dazu zunächst zwei Beispiele aus unterschiedlichen Arbeitsfeldern der medizinischen Therapie, die den jeweils notwendigen Informationsbedarf verdeutlichen:

Wird ein Patient ohne bisherige Krankengeschichte aufgrund einer akuten Sportverletzung, z. B. einer vorderen Kreuzbandruptur, stationär für eine Operation aufgenommen, ist es sinnvoll, das Informationsgespräch auf die geplante Operation und deren Auswirkungen zu beziehen. Dabei werden Informationen zwischen Therapeut und Patient ausgetauscht. Der Patient bekommt Informationen über die normale Dauer und Verlauf der Operation, ab wann er wieder aufstehen kann, voraussichtlich mit der Therapie begonnen wird und wann planmäßig die Entlassung erfolgt. Auch wird der Patient über mögliche Komplikationen aufgeklärt. Der Therapeut hingegen erfährt für die Therapieanamnese wichtige Daten: Alter des Patienten und soziale Anbindung, Art der Verletzung, prognostischer Heilungsverlauf usw.

Wird ein Patient jedoch länger stationär oder ambulant versorgt, wie z. B. bei einer Behandlung nach Apoplex in stationärer oder ambulanter Reha oder anderer Therapieeinrichtung, werden die Informationen in mehreren Gesprächen verdichtet. Wichtig ist zunächst, grundlegende Gewohnheiten und Bedürfnisse des Patienten abzuklären und zu klären, wie diese mit dem Aufenthalt oder mit der Therapie vereinbar sind. Bei weiteren Gesprächen werden Details erfragt. Hier gilt es Bedürfnisse/Wünsche bzw. Hauptprobleme, Therapieziele des Patienten sowie weiterführende Unterstützungsmöglichkeiten zu erfragen und abzuklären.

Kommunikative Menschen, die Interesse an ihrem Gegenüber besitzen, sind bei der Informationssammlung im Vorteil. Doch Anamnesegespräche zu führen, Informationen verständlich und verwertbar zu sammeln und aufzuschreiben, kann gut erlernt werden. Dazu benötigen Sie eine klare Haltung zum Zweck des Gesprächs, ein gutes Geschick, um die Unterhaltung aufzubauen und wichtige Informationen zu bekommen und nicht zuletzt eine professionelle Herangehensweise bei der Aufnahme und Dokumentation der Daten.

In der folgenden Übung geht es darum, wichtige von weniger wichtigen oder unnützen Fragen unterscheiden zu lernen. Zu einem Thema, wie z. B. »aktive Mitarbeit von Patienten/Bewohnern«, lassen sich unendliche viele Fragen denken, die auch tatsächlich in unterschiedlichen Kontexten passend sein können. Es geht darum herauszufinden und zu begründen, welche Informationen in welcher Situation notwendig sind.

Tipp

Übung 4

Ressourcen beschreiben – Aus einer langen Aufzählung möglicher Fähigkeiten, Verhaltensweisen und Einstellungen von Patienten sind zwölf beispielhaft aufgelistet. Welche erachten Sie aus den unten geschilderten Situationen heraus als wichtig, um die erforderliche Auskunft über Mitwirkung und Ressourcen bei der Therapie zu bekommen?

Liste der Fähigkeiten, Verhaltensweisen und Einstellungen:

— Kennt die Diagnose (Krankheitsbild) und versteht sie
— Kennt evtl. Risiken und Komplikationen
— Fordert Informationen ein

- Nimmt die Realität an
- Formuliert Ängste
- Versteht die Behandlung
- Ist orientiert
- Ist kommunikationsfreudig
- Akzeptiert das eigene Alter
- Kann selbständig gehen
- Nimmt Hilfen an
- Besitzt Humor

Was interessiert Sie warum bei:
- einem Patienten, der 25 Jahre alt ist, bei dem ambulant eine Fraktur des kleinen Fingers versorgt wird, der aber sonst uneingeschränkt fit ist
- einer Patientin, die an einem Gehstock läuft, 75 Jahre alt ist und nach einer Tumorentnahme in der Brust zum ersten Mal zur Lymphdrainage kommt
- einem hochbetagten Mann, den Sie nach seinem Einzug ins Pflegeheim in seinem Zimmer zur ersten ergotherapeutischen Behandlung aufsuchen, bei der auch seine Tochter anwesend ist (Lösung: ▶ Abschn. 9.4)

■ **Allgemeine Handlungsempfehlungen des MDS**

» Grundsätzlich sind die Angaben vom Patienten zu erfragen. Ist dies nicht möglich, so werden Bezugspersonen oder Betreuer/Bevollmächtigte herangezogen.

Über jemanden statt mit jemandem zu sprechen, ist ein häufig anzutreffender Fehler. Die Zeit ist knapp, die Geduld reicht nicht und schon wird über alte Patienten hinweg mit den Angehörigen gesprochen. Anders herum wird eine

Mutter nach dem Namen ihres Kindes gefragt, das daneben steht und übergangen wird. Aber nicht nur das Alter bietet Anlass für solche unprofessionellen Arbeitsweisen: Ein Mann soll für seine Frau antworten, weil diese Schmerzen hat und nur leise antwortet, ein minderjähriger Sohn soll für seine Mutter dolmetschen, da sie nicht so gut deutsch spricht.

Machen Sie sich klar: Es ist Ihre gesellschaftliche und berufliche Aufgabe, sich professionell einem spezifischen Menschen gegenüber zu verhalten und ihn zu behandeln. Das macht Ihre Arbeit und Ihre Professionalität aus. Den Kontext dieses Menschen zu beachten ist wichtig, erfolgt aber, sofern möglich, über den betroffenen Menschen selbst. Bedenken Sie: Sie sind nicht legitimiert und haben auch nicht die Reserven, für die ganze Familie und deren Probleme gleich mit zu sorgen. Denken Sie an die Leitsätze von de Shazer u. Berg (▶ Abschn. 3.1).

Hier eine Übung zur Reflexion der eigenen Anamnesearbeit. Notieren Sie Ihre Antworten. Diskutieren Sie Ihre Ergebnisse mit Kolleginnen und Kollegen.

Tipp

Übung 5

Lust und Frust bei der Anamnese – Wie gerne führen Sie Informations- bzw. Anamnesegespräche? Warum bzw. warum nicht? Was macht Ihnen diese Gespräche leicht bzw. schwierig? Sind die Formulare geeignet, um alle notwendigen Informationen zu erhalten? Benutzen Sie einen Gesprächsleitfaden? Fänden Sie das nützlich? Gibt es eine Sammlung mit häufig gestellten Fragen und Antworten? Wäre das hilfreich? Wer könnte bei einem Leitfaden, wer könnte bei Fragen und Antworten mitarbeiten? (Lösung: ▶ Abschn. 9.5)

3.4 Biografiearbeit in der Akut- und Langzeittherapie

Therapeuten im stationären Klinikbereich erleben eine enorme Fluktuation ihrer Patienten. Die Bettenzahlen und Verweildauer haben sich in den letzten Jahren deutlich verringert und gleichzeitig die Anzahl der behandelten Patienten stark erhöht. Auch im ambulanten Alltag ist ähnliches zu beobachten. Behandlungszeiten werden gekürzt, die Anzahl der Behandlungen reduziert und Folgeverordnungen stärker reglementiert. Die Arbeit wurde dadurch enorm verdichtet, und Kommunikation und Beratung bleiben dabei oft auf der Strecke.

Nun könnte daraus geschlossen werden, dass Biografiearbeit eher etwas für die Langzeittherapie chronisch kranker Menschen ist. Doch auch hier sind ausführliche Gespräche und gründliche Beratungen und Anleitung immer schwieriger zu realisieren. Die Menschen in der stationären Therapie in z. B. Altenpflegeeinrichtungen sind älter und kränker, wenn sie in die Einrichtung kommen. Viele von ihnen sind verwirrt oder bereits bettlägerig. In der ambulanten, teils auch häuslichen Versorgung/ Therapie hasten Therapeuten nicht selten von Patient zu Patient, um dem wirtschaftlichen Druck gerecht zu werden; da bleibt für ausführliche Gespräche wenig Zeit.

> ❯ Aus einem professionellen Therapieverständnis ist die Biografiearbeit jedoch unverzichtbar.

Denn wer patienten- und lösungsorientiert arbeiten möchte, um möglichst nah an den Patientenbedürfnissen und möglichst weit weg von unnötigen Dingen zu arbeiten, erkennt das Potenzial der Biografiearbeit. Die Fragen, die in den oberen Abschnitten zu Patienten- und Lösungsorientierung beispielhaft genannt wurden, sprechen die Biografie eines Menschen an: Sie fragen nach bisherigen Erfahrungen und nach vergleichbaren Situationen.

Wer gerne mehr dazu lesen möchte, dem sei das Buch »Biografiearbeit in der Gesundheits-, Kranken und Altenpflege« von Specht-Tomann [8] empfohlen.

3.4.1 **Fragen und Veranschaulichen**

Um die Biografiearbeit ernst zu nehmen und doch bewältigen zu können, lohnt sich ein Blick auf Fragetechniken, die Informationen befördern und Hilfsmittel, die ein Dokumentieren erleichtern.

● **Fragetypen**

Sie können Fakten abfragen, Zustimmung- oder Ablehnung erfragen, eine oder mehrere Antwortmöglichkeiten bieten oder offen fragen. Die Art der Frage hat mit den erwünschten Antworten zu tun. Je mehr Mitwirkung Sie von Ihrem Gegenüber wünschen, desto offener fragen Sie. Je nachdem können Ihre Frage dann z. B. lauten: Möchten Sie Ihren Sport wieder schmerzfrei ausüben können? Möchten Sie sich vorrangig im Alltag oder beim Sport wieder schmerzfrei bewegen können? Welches Therapieziel haben Sie?

> **Tipp**
>
> **Übung 6**
>
> **Fragen stellen** – Formulieren Sie weitere Fragen entsprechend dem gerade gelesenen Beispiel zum Therapieziel. Stellen Sie jeweils drei Fragen unterschiedlichen Typs zu den Lebensbereichen Schlafverhalten und Mobilität. (Lösung: ▸ Abschn.9.6)

■ **Veranschaulichungen**

Die sich schon oft bewährte Lebensereignisskala, sei auch an dieser Stelle erneut zur Darstellung und Veranschaulichung von Lebenssituationen und deren Auswirkungen empfohlen. Diese Skala hat zwei Seiten (◘ Abb. 3.3). Hier lassen sich z. B. die objektiven Geschehnisse mit den subjektiven Bewertungen und Gefühlen vergleichen. Dazu werden auf der einen Seite alle objektiven Lebens- und Ereignisdaten eingegeben, wie Geburt, Wohnorte, Ausbildungen, Hochzeit(en), Umzüge, Kinder, Jubiläen usw. Auf der anderen Seite werden die subjektiven Daten eingeben, wie Krankheit, Trauer, gute Phasen, Erfolge, Misserfolge, Umgang mit Problemen, Gefühlsschwankungen usw.

Die Skala kann aber auch nur in Bezug auf den Umgang mit einer chronischen Krankheit oder einer Behinderung eingesetzt werden. Dann stehen auf der einen Seite die förderlichen Faktoren und auf der anderen Seite die hinderlichen Faktoren der Bewältigung. Es braucht einen entsprechenden Vordruck, den Patienten nutzen können. Dann braucht es noch Ihr Interesse, gemeinsam mit dem Patienten auf die Skala zu sehen, wichtige Informationen aufzunehmen und bei der Arbeit zu nutzen.

Eine weitere Methode der Veranschaulichung von Arbeits- und Lebenszeit zeigt Ihnen die folgende Übung.

Tipp

Übung 7

Meine Zeitplanung – Malen Sie einen Kreis. Dieser Kreis steht für die 24 Stunden eines Tages. Tragen Sie in diesen Kreis, wie viel Zeit Sie für Arbeit, Wege, Mahlzeiten, Spiele mit den Kindern, Freizeit, Schlaf und Erholung usw. durchschnittlich an einem Tag aufwenden. Sie können auch gelungene Zeitplanungen mit weniger gelungenen vergleichen oder einen idealen Tagesablauf aufschreiben und nachprüfen, wo Sie davon abweichen und warum. (Lösung: ▶ Abschn. 9.7)

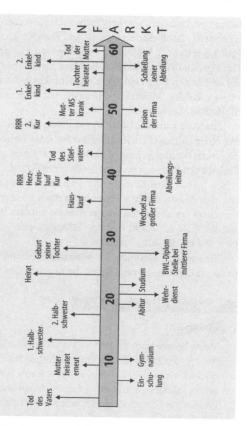

□ **Abb. 3.3** Lebensereignisskala

3.5   Therapieplanung

Durch den Strukturwandel im Gesundheitswesen sind Krankenhäuser, Reha- und Pflegeeinrichtungen sowie kleinere Praxen in puncto Wirtschaftlichkeit und Leistungstransparenz mehr denn je gefordert. In der Therapieplanung bedeutet dies zum einen, die vom Kostenträger geforderte Leistung und Qualität zu erbringen, zu dokumentieren und nachzuweisen. Zum anderen gilt es, therapeutische Aspekte, effizienten Ressourceneinsatz und Patientenwünsche in Einklang zu bringen. Letztendlich sollte dabei immer der Patient und sein Genesungsverlauf – als entscheidendes Qualitätsmerkmal – im Vordergrund stehen. Im Sinne eines optimalen Behandlungsergebnisses sollte jeder Aufenthalt eines Patienten bzw. seine Behandlung in Ihrer Einrichtung so sorgfältig und detailliert wie möglich geplant und organisiert werden. Das klingt in der Theorie schön und gut, doch ist es in der Praxis oft schwer umsetzbar.

Es ist viel über die Therapieplanung geschrieben worden. Ellenlange Planungen finden sich in Büchern, Fortbildungen und Prüfungen, jedoch selten in der Praxis. Es existieren etliche Softwareprogramme, die alle versprechen, die Vielschichtigkeit der Aufgaben und Anforderungen optimal zu koordinieren. Diese Programme wollen und sollen Sie unter Berücksichtigung aller relevanten Rahmenparameter bei der effizienten Erstellung individualisierter Therapiepläne unterstützen. Doch sind sie wirklich eine Unterstützung, übersichtlich und leicht handhabbar oder finden sich an Stelle der Therapieplanung Formulare, die als Zusatzelemente gedacht sind?

❯ **Entweder** ist die Therapieplanung eine Erleichterung, dann wäre es gut, wenn alle Dokumentationssysteme Hilfen dazu anbieten würden. Gebraucht werden Planungsschritte auf der Grundlage von medizini-

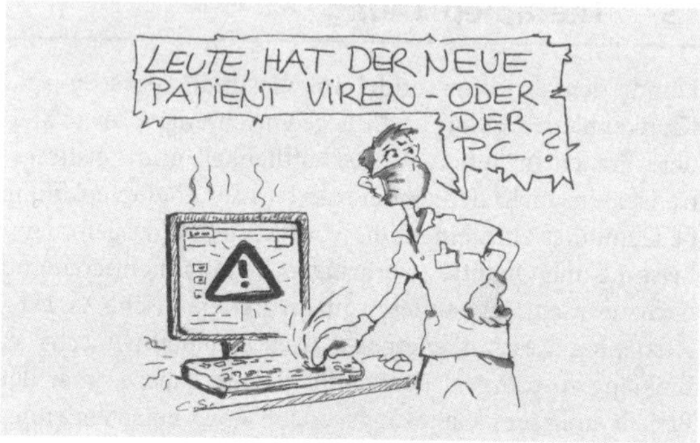

Abb. 3.4 Leute, hat der neue Patient Viren oder der PC?

schen Leitlinien, wirksame Therapiepfade mit den dazugehörigen Hilfsmitteln, Formulierungshilfen, die eine einheitliche Fachsprache nutzen sowie Links zu entsprechenden Datenbanken.
Oder Therapieplanung kann durch Therapieprotokolle ersetzt werden, in denen die Ziele und die Schritte, um diese Ziele zu erreichen, angegeben sind.

Die meisten Softwareprogramme helfen nicht bei der Therapieplanung

An dieser Stelle wird noch einmal ausdrücklich darauf verwiesen, sich die Hilfen von Dokumentationsprogrammen hinsichtlich der Therapieplanung genau anzusehen und Blanks nicht zu akzeptieren. Da ist die Therapie längst weiter und die Software ist hinterher (Abb. 3.4). Wenn ein Team die am häufigsten anvisierten Therapieziele und durchgeführten Therapiemaßnahmen kennt, ist es möglich, Standards für die Behandlung und die damit anvisierten Ziele schnell anzugeben. Individuelle Ergänzungen und Verbesserungen sind immer möglich.

◘ Tab. 3.1 Therapieziele sind schriftlich zu formulieren und sollen folgende 5 Kriterien erfüllen

S	Spezifisch	Eindeutig definiert, konkret und präzise
M	Messbar	Was soll wie sein, wie oft gemacht werden, wie viel soll vorhanden sein
A	Akzeptabel	Vom Patienten als angemessen und attraktiv angesehen werden
R	Realistisch	Erreichbar sein
T	Terminiert	An einem bestimmten Termin überprüft werden

■ **Die SMART-Formel**

Diese Formel kommt ursprünglich aus dem Projektmanagement. SMART ist eine Abkürzung für die englischen Begriffe: **S**pecific, **M**easurable, **A**ccepted, **R**ealistic, **T**imely. Mit Hilfe dieser Formel lassen sich auch Therapieziele formulieren. Das Case Management nutzt diese Formel bereits. Übersetzt werden die Begriffe zur Benennung von Zielen wie folgt: **s**pezifisch, **m**essbar, **a**kzeptabel, **r**ealistisch und **t**erminiert ◘ Tab. 3.1

Oft werden entlang der Aktivitäten des täglichen Lebens (ATL) Therapieziele formuliert. Doch das ist aufwändig und schafft viele weiße Felder. Es ist patienten- und lösungsorientierter, die Ziele entlang der spezifischen Probleme festzulegen und die Ressourcen dabei zu benennen.

3.6 Durchführung

Praktische Arbeit und Dokumentation gehen Hand in Hand, wenn es Therapiestandards und gute Dokumentationssysteme gibt. Diese Kriterien begünstigen eine unmittelbare, einheitliche und sichere Dokumentation.

❯ **Der Nachweis einer durchgeführten Therapiemaßnahme erfolgt mit Datum, Uhrzeit und Handzeichen. EDV-gestützten Systemen setzen Zeit und Handzeichen ein, da die dokumentierende Person eingeloggt sein muss.**

Durchführungsnachweise im Anschluss, besser noch während der Therapie/Behandlung einer Person zu dokumentieren, ist sinnvoll und gut möglich. Hingegen am Ende einer Schicht bzw. eines Arbeitsalltags Therapiemaßnahmen im Ganzen für alle Patienten aufzuzeichnen, ist wesentlich zeitaufwändiger, birgt Gefahren von Dokumentationsfehlern und sollte daher vermieden werden.

3.7   Therapiebericht und Evaluation

Die wesentlichen Inhalte eines Therapieberichts wurden bereits im vorangegangenen Kapitel beschrieben. Hier sei noch einmal die Gelegenheit ergriffen, die beiden zentralen Absichten zu benennen, die der Bericht verfolgt.

❯ **Der Therapiebericht soll die**
   — **Versorgung, Betreuung bzw. Therapie, eines Patienten/Klienten evaluieren, d. h. kritisch bewerten und**
   — **Kontinuität einer nötigen Versorgung gewährleisten.**

Auf der Grundlage der Dokumente, aber auch – wie bei der Anamnese, im Gespräch mit dem Patienten/Klienten – soll der evaluierende Therapeut den Stand der Therapie mit Erreichen der definierten Therapieziele sowie die Zufriedenheit mit der abgeschlossenen Therapie erfassen. Auch sollten die für die weitere Versorgung wichtigen Informationen, Tätigkeiten und Hilfsmittel etc. festhalten werden.

Hier gilt auch weniger ist mehr. Ärzte leiden ebenso wie Therapeuten unter Zeitmangel. Daher sollte der Therapiebericht kurz, präzise und aussagekräftig sein (▶ Kap. 2.1.1).

■ **Standards bzw. medizinische Leitlinien nutzen**

Die Qualität der Therapie ist hoch, wenn Therapiemaßnahmen korrekt und wirkungsvoll durchgeführt werden (fachlicher Aspekt) und wenn sie den Menschen zugänglich ist (sozialer Aspekt).

In den Standards bzw. medizinischen Leitlinien geht es um den fachlichen Aspekt der Therapiequalität. Medizinische Leitlinien sind systematisch entwickelte Feststellungen, um die Entscheidungen von Ärzten, Angehörigen anderer Gesundheitsberufe und Patienten über eine angemessene Gesundheitsversorgung für spezifische klinische Umstände zu unterstützen. Sie sind – anders als Richtlinien – nicht bindend und müssen an den Einzelfall angepasst werden. Idealerweise sind sie wissenschaftlich fundierte, praxisorientierte Handlungsempfehlungen [1]. Orientiert sich die Therapie an medizinischen Leitlinien sind die Chancen für eine fachlich korrekte Therapie gut, sofern sie auf dem Stand aktueller wissenschaftlicher Erkenntnisse basieren und ihre Wirksamkeit nachweisbar ist. Wer mehr zum Thema Evidenzbasierung erfahren möchte, dem sei das Buch von Sabine Mangold »Evidenzbasiertes Arbeiten in der Physio- und Ergotherapie « [6] empfohlen.

Allerdings muss die Fachkraft vor Ort die praktische Umsetzung beherrschen, damit z. B. die Mobilisation einer frischen Narbe unter sterilen Bedingungen erfolgt und diese hygienisch einwandfrei versorgt wird. Zu einer qualitativ hochwertigen Behandlung gehört jedoch mehr als nur fachliches Knowhow. Sozialkompetenz, Empathie und Kommunikation sind ebenso wichtige Parameter für eine erfolgreiche Therapie.

Fazit

Eine professionelle Haltung einnehmen und beibehalten, heißt:

- sich die Perspektive der Patienten, Klienten, Bewohner zu eigen machen und Eigenarten zu akzeptieren,
- Informationen, wenn eben möglich, direkt von den Betroffenen erfragen,
- auf Lösungen orientieren und nicht auf Probleme,
- Erfahrungen und Lösungsvorschläge der Betroffenen nutzen,
- Inhalt und Form der Dokumentation im Team verbindlich nehmen und
- mit Standards/ Leitlinien und guten Dokumentationssystemen arbeiten.

Literatur

1. ÄZO (Das Ärztliche Zentrum für Qualität in der Medizin): Gemeinsames Kompetenzzentrum von Bundesärztekamer und Kassenärztlicher Bundesvereinigung. www.leitlinien-grundlagen/aufgaben-ziele [Stand: 25.3.2014]
2. De Shazer S, Berg IK (2008) Kurzzeittherapie – Von Problemen zu Lösungen. DVD mit Vorträgen. Suthala
3. Heilberufe spezial (2008) Expertenstandards. Springer, Berlin Heidelberg
4. Engel G (1977)."The need for a new medical model: a challenge for biomedicine. Science 196 (4286): 129–136. doi:10.1126/science.847460. PMID 847460
5. Juchli, L (1991) Krankenpflege. Thieme, Stuttgart
6. Mangold, S. (2013) Evidenzbasiertes Arbeiten in der Physio- und Ergotherapie. Springer, Heidelberg Berlin
7. Maslow, AH (1977) Motivation und Persönlichkeit. Walter, Olten
8. Specht-Tomann M (2010) Biografiearbeit in der Gesundheits-, Kranken- und Altenpflege. Springer, Heidelberg

Realitycheck – Stärken und Schwächen erkennen

Ingrid Kollak, Katja Bordiehn

I. Kollak, K. Bordiehn, *Einfach dokumentieren*,
DOI 10.1007/978-3-662-44545-7_4,
© Springer-Verlag Berlin Heidelberg 2014

Wie ist der Stand der Dinge in Sachen Dokumentation bei Ihnen, im Team, in Ihrer Einrichtung. Wer das wissen möchte, kann mit Unterstützung dieses Kapitels die eigenen Fähigkeiten und die des Teams sowie die Bedingungen der Einrichtung/Organisation untersuchen. Je nachdem, ob individuelle oder strukturelle Stärken und Schwächen angesprochen werden, betreffen Veränderungen einzelne oder viele Personen.

Am Anfang des Buchs wurden Sie gefragt: »*Kennen Sie das?*« Dann folgten zwei Beispiele: Die Physiotherapeutin, die im Auto in der Stadt unterwegs ist und ihre Notizen nicht entziffern kann und die kardiologische Abteilung, die ihr Entlassungsmanagement umstellen will und ein neues Dokumentationssystem einführt. Die beiden Beispiele zeigen zwei unterschiedliche Ebenen, auf denen mögliche Fehler auftreten können. Im ersten Fall geht es um die individuelle Ebene: eine Person macht unlesbare Notizen. Im zweiten Fall geht es um die organisatorische Ebene: ein Dokumentationssystem ist unverbindlich und bietet unzureichende Hilfe beim Entlassungsmanagement.

Die Vorstellung von den zwei Ebenen soll bei der Problemlösung helfen. Tatsächlich überlappen und bedingen sich beide Ebenen. So könnte im ersten Beispiel die Kollegin ihr Schriftbild verbessern, aber das Unternehmen könnte auch vorab eine Patientenakte schriftlich anlegen oder transportable Informationssysteme anschaffen. Die Abteilung aus dem zweiten Beispiel verfügt über Computer und bald auch über Dokumente und geregelte Arbeitsabläufe, aber sie benötigt auch die individuelle Mitwirkung ihrer Beschäftigten.

Um Problemursachen und Lösungsmöglichkeiten geht es auch bei folgender Übung. Hier werden typische Situationen aus dem Arbeitsalltag beschrieben. Überlegen Sie, welche Probleme für die einzelnen Beteiligten und die Organisation entstehen könnten und welche Lösungen Sie vorschlagen würden.

Tipp

Übung 8, 9 und 10

Wer möchte was und warum? – Eine ergotherapeutische Praxis möchte der gesetzlichen Verpflichtung zur Mitarbeiterschulung nicht nur einfach nachkommen, sondern möchte gerne nutzerfreundliche Angebote machen. Darum erkundigt sich die Inhaberin der Praxis während der Übergabe bei ihren Kolleginnen und Kollegen nach interessanten Schulungsthemen. (Lösung: ▶ Abschn.9.8)

Wer benötigt Informationen? – Eine Kilinik hat einen Rückmeldebogen entwickelt, auf dem sie sich Informationen zur Zufriedenheit nach der Entlassung von den nachbehandelnden Einrichtungen erwünscht. Als Adressat für die Rückmeldung setzt die Klinik die Aufnahmeabteilung ein und gibt deren Faxnummer an, wo die Rückmeldungen gesammelt werden sollen. (Lösung: ▶ Abschn.9.9)

> **Welche Bedürfnisse gibt es?** – Eine Rehaklinik hat die Betreuung einer Praktikantin übernommen, die für 3 Wochen im Rahmen ihres Schulpraktikums in die Arbeit der Leitung schnuppern möchte. Die Klinikleitung schlägt ihr vor, eine Woche in der Ergotherapie mitzuarbeiten. Dort kann sie erst einmal alle Bewohnerinnen und Bewohner kennenlernen. Die Leiterin der Ergotherapie fährt in der nächsten Woche zur Fortbildung, hat aber heute extra Zeit eingeplant, um ihr alles Wichtige zu zeigen. (Lösung: ▶ Abschn. 9.10)

4.1   Ich, mein Team, unsere Einrichtung

Sehen Sie sich zuerst die unterschiedlichen Ebenen des Dokumentierens an.

Dokumentationsebenen
- Der Therapeut bzw. die Therapeutin und das persönliche und sorgfältige Dokumentieren
- Das Team und der gemeinsame und verbindlichen Umgang mit den Formularen
- Die Organisation und die vorhandenen und zu entwickelnden Strukturen und Abläufe

Zwischen diesen Ebenen gibt es fließende Übergänge: So kann z. B. die Verbindlichkeit im Team durch die Organisation begünstigt werden oder das Team kann einzelne Kollegen beim Dokumentieren unterstützen. Dennoch macht diese Unterscheidung in drei Ebenen Sinn, um festzustellen, wo Probleme sind und wer an deren Beseitigung zu beteiligen ist.

Beginnen Sie mit der Einschätzung Ihrer eigenen Arbeit. Unter den Heilmittelerbringern besteht oftmals die Ansicht, dass gutes Arbeiten nichts mit gutem Dokumentieren zu tun hat. Ob diese Ansicht stimmt und ob sie hilfreich ist, dazu können Sie Ihre Gedanken und Argumente mit Hilfe der folgenden Übung sammeln.

> **Tipp**
>
> **Übung 11**
>
> **Meine Arbeit – meine Dokumentation** – Überlegen Sie, ob Ihre Arbeit besser, schlechter oder genau so gut wie Ihre Dokumentation ist. Notieren und begründen Sie Ihre Antwort. (Lösung: ▶ Abschn. 9.11)

4.2   Stärken- und Schwächen-Profil

Nachdem Sie sich Gedanken zur Qualität Ihrer praktischen Arbeit im Verhältnis zu Ihrem Dokumentieren gemacht haben, geht es nun darum, den Fokus zu erweitern und zu fragen: Wo stehe Ich, mein Team und unsere Einrichtung, wenn es ums Dokumentieren geht?

> **Tipp**
>
> **Übung 12**
>
> Schreiben Sie auf, welche **Stärken und Schwächen** Sie beim Dokumentieren wahrnehmen. Unterscheiden Sie immer zwischen persönlichem Stil, dem Umgang mit der Dokumentation im Team und den Absprachen in Ihrer Organisation, wenn es die Themen zulassen. Bei der **Selbstreflexion** ist es sinnvoll, sich mit Hilfe von Beispielen das eigene gelungene und weniger gelun-

gene Arbeiten mit der Dokumentation deutlich zu machen. Wenn Sie über ihr **Arbeitsteam** nachdenken, überlegen Sie, ob es eine Person darin gibt, die besonders gut und gerne dokumentiert und was die Qualität und den lockeren Umgang kennzeichnen. Auf der Ebene der **Organisation** sollten Sie sich verdeutlichen, ob die Formulare sinnvoll sind und ob die Verbindlichkeit und der Umgang damit klar sind. Folgende Tabelle kann Ihnen bei der Erstellung eines Stärken- und Schwächen-Profils helfen: ◘ Tab. 4.1 (Lösung: ▶ Abschn. 9.12)

◘ **Tab. 4.1** Stärken-Schwächen-Profil

Themen	Stärken Persönlich – im Team – in der Organisation	Schwächen Persönlich – im Team – in der Organisation
Umgang mit den vielen Formularen		
Zeiteinteilung für die Dokumentation		
Umgang mit falschen Eintragungen		
Gedanken und Handlungen in Worte fassen		
Vorgegebene Texte und Platz für freie Texte in der Dokumentation		

▪ Tab. 4.1 (Fortsetzung)

Themen	Stärken Persönlich – im Team – in der Organisation	Schwächen Persönlich – im Team – in der Organisation
Aufgabenteilung und Dokumentation		
Mit Dokumenten die Arbeit planen und evaluieren		
Unterschied zwischen Beobachtung und Bewertung		
Arbeitsschritte werden durch die Formulare sichtbar		
Information, Beratung, Gespräch und deren Dokumentation		
Bewertung der Arbeit mit der Dokumentation		
Situationen beobachten und niederschreiben		
Eindeutig und verständlich dokumentieren		

Die Themen des Stärken- und Schwächen-Profils spricht Ressourcen und Potenziale an, die in Ihnen stecken oder die Sie im Team oder in der Organisation ansprechen können. Wenn Sie wissen, wo Probleme auftreten und wer zu deren Beseitigung beitragen kann, dann haben Sie eine klarere Vorstellung, was in Ihrer eigenen Macht steht und wo sie Unterstützung benötigen.

4.3 Theorie und Praxis

Eine weniger gelungene Dokumentation wird häufig mit dem Unterschied zwischen Theorie und Praxis begründet: Dokumentationen sind theoretisch gut, aber praktisch nicht handhabbar. Wenn etwas vom Gedanken her gut ist, dann ist es auch praktisch gut. Probleme sind dann eher beim Verständnis und bei der praktischen Umsetzung zu suchen.

» Nichts ist so praktisch, wie eine gute Theorie. (Kurt Lewin)

Ein in diesem Zusammenhang bekanntes und immer wieder diskutiertes Problem ist der Zeitmangel und die Unterbrechungen der therapeutischen Arbeitsabläufe. Ein Stück weit liegt das in der Natur der Therapie, die in Interaktion geschieht. Sobald ein Arbeitsablauf die Kooperation und Kommunikation mehrerer Menschen benötigt, sind Abstimmungen notwendig und es kommt zu Störungen. Es wäre aber eine Überlegung wert, wer oder was die Unterbrechungen auslöst.

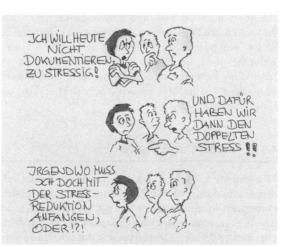

◨ Abb. 4.1 Ich will heute nicht dokumentieren. Zu stressig!
Und dafür haben wir dann den doppelten Stress!! Irgendwo muss
ich doch mit der Stressreduktion anfangen, oder!?!

Praxistipp

Überlegen Sie selbst, wie oft Sie in Ihrer täglichen
Arbeitszeit unterbrochen werden und wer Ihre
Arbeitsabläufe unterbricht: Sind es die Patienten,
die Kollegen und Vorgesetzten, die Anrufe an der
Anmeldung, dazwischen kommende Terminvergaben
oder das vergessene Material, das Sie wieder um-
kehren lässt. Wenn Sie sich oder Ihr Team eine Weile
beobachten, bemerken Sie, welche Unterbrechungen
notwendig sind und welche sich vermeiden lassen
(◨ Abb. 4.1).

Die Ursache der häufigsten Störungen zu kennen, bedeutet den ersten Schritt, um für sich und für die Gruppe für mehr Ruhe und Kontinuität in der Arbeit zu sorgen. Wie Sie die Beobachtungen der Arbeitsabläufe beobachten können, erfahren Sie im letzten Kapitel, das Ihnen den Umgang mit Tagebuch und Arbeitsjournal erklärt (▶ Kap. 7).

Es gibt sehr unterschiedliche Gründe für die Arbeitsunterbrechungen. Manche können Sie selbst direkt beeinflussen, andere Störungen können durch eine bessere Organisation der Arbeitsabläufe verbessert werden. Dazu lohnt es sich darüber nachzudenken, wie sich eine therapeutische Arbeit von der Planung über die Durchführung bis zur Dokumentation realisieren lässt und ob es in der Praxis Beispiele für ein gutes Zusammenspiel von Arbeiten und Dokumentieren gibt.

4.4 Kennzeichen guten Dokumentierens

Angehörige der Gesundheitsfachberufe haben in ihren unterschiedlichen Arbeitsbereichen besondere Stärken herausgebildet, die sich alle nutzbar machen können.

Eine junge Physiotherapeutin kennt wahrscheinlich nur aus Erzählungen, dass ihre Berufsgruppe früher scherzhaft als »kalt und grausam« (=KG) bezeichnet wurde. Diese wenig schmeichelhafte Bezeichnung stammt aus einer Zeit, als das Erreichen des Behandlungsziels aus therapeutischer Sicht im Vordergrund stand und die Belange und Empfindungen jedes einzelnen Menschen/Patienten eher nebensächlich behandelt wurden. Heute kennzeichnet einen guten Therapeuten unter anderem gerade das Einfühlungsvermögen (Empathie), das ihm hilft, Ängste und Schmerzen der Patienten vor und während der Behandlung zu erkennen und angemessen darauf zu reagieren. Der Begriff der Patientenzentriertheit, der ursprünglich aus der Psychotherapie stammt, prägt die moderne Therapie, bei der nicht die Vorstellungen des Therapeuten, sondern die Wünsche und Möglichkeiten des Patienten/Klienten im Mittelpunkt der Bemühungen stehen. Der Patient/Klient wird dabei vom Therapeuten als gleichberechtigter Partner, als Experte für seine eigene Person anerkannt, als Individuum wahrgenommen und in seinem sozialen Kontext betrachtet. Es werden gemeinsam Behandlungsziele formuliert, die die Bedürfnisse des Patienten/Klienten integrieren und zeitlich realisierbar sind. Auch sehen sich viele Therapeuten nicht mehr ausschließlich als Behandler, sondern sie führen nach abgeschlossener Therapie professionelle Beratungsgespräche, zur Entwicklung von Strategien und Möglichkeiten die Gesundheit auch zukünftig zu erhalten und Schmerzen vorzubeugen.

Somit profitieren therapeutische Berufe nicht nur von Veränderungen innerhalb der eigenen, sondern auch von Veränderungen innerhalb anderer Berufsgruppen. Besonders im Bereich der Pflegewissenschaften, welche in vielerlei Hinsicht als Vorreiter einer Professionalisierung im Gesundheitswesen angesehen werden kann, lohnt es sich einen genaueren Blick bezüglich der Dokumentation zu werfen.

So ließe sich wahrscheinlich von vielen Intensivstationen lernen. Hier wird sehr häufig die Pflege geplant, gut dokumentiert und evaluiert. Um die Gründe dafür zu verstehen, sehen wir uns zunächst die typischen Eigenschaften dieser Stationen an. Wir finden: einen höheren Anteil notfallmäßiger Versorgung, ein spezialisiertes pflegerische Wissen, einen hohen Betreuungsbedarf der Patienten, aber auch einen besseren Personalschlüssel, kurze Wege zwischen Patient und Dokumentation, hohe Professionalität des Personals, aussagekräftige Daten und entsprechende Formulare, enge Zusammenarbeit unterschiedlicher Professionen, eingeschränkte Kommunikation mit Patienten und Angehörigen.

▫ Tab. 4.2 Dokumentation auf einer Intensivstation

Begünstigende Faktoren der Dokumentation auf einer Intensivstation	Behindernde Faktoren der Dokumentation auf einer Intensivstation
	Hoher Anteil der Notfall-versorgung
Spezialisiertes pflegerisches Wissen	
Ein oft besserer Patienten-Pflege-Schlüssel	Hoher Betreuungsbedarf der Patienten
Kurze Wege zwischen Patient und Dokumentation	
Aussagekräftige Daten und entsprechende Formulare	
Enge Zusammen-arbeit unterschiedlicher Professionen	
	Eingeschränkte Kom-munikation mit Patienten und Angehörigen

Die auf Intensivstationen eingesetzte Dokumentations-hardware und -software ist sehr weit entwickelt. Nicht nur die Vitalzeichen werden kontinuierlich gelesen und doku-mentiert, sondern medizinische und betriebswirtschaftliche Daten können verknüpft werden. Die Konsequenzen daraus können an diese Stelle nicht diskutiert werden.

Wer mehr über die Konsequenzen der Verknüpfung von medizinischen und betriebswirtschaftlichen Daten lesen möchte, dem sei der Artikel »Neue betriebswirtschaftliche Steuerungsformen im Krankenhaus« [1] empfohlen.

Fragen wir im nächsten Schritt, welche der soeben aufgezählten Kennzeichen das Dokumentieren begünstigen oder eher behindern (◘ Tab. 4.2).

Diese Übersicht veranschaulicht bereits, auf welchen Ebenen die begünstigenden und behindernden Faktoren angesiedelt sind.

Begünstigende Faktoren sind:
- Gut ausgebildete Pflegekräfte,
- ein guter Patienten-Pflege-Schlüssel,
- enge Kooperation zwischen den Professionen,
- eine definierte Fachsprache und
- ein überschaubares Arbeitsterrain.

Behindernde Faktoren sind:
- Unterbrechung von Arbeitsabläufen durch Notfälle,
- hoher Betreuungsbedarf mit entsprechendem Dokumentationsaufkommen,
- eingeschränkte Einbindung der Patienten und deren Angehörige.

Daraus lassen sich folgende Überlegungen ableiten, um die Dokumentation auch auf sämtliche Therapiesituationen zu übertragen und diese zu verbessern:

Verbesserungsvorschläge im Überblick
- Die Mitglieder eines Teams sind im Dokumentieren geschult, sie werden immer wiederkehrend über aktuelle Veränderungen informiert.
- Die Dokumentation ist interdisziplinär und nimmt die Daten und Leistungen aller im Versorgungsprozess beteiligten Berufsgruppen auf.

- Die Dokumentation ist so konkret wie nur möglich formuliert, um die spezifischen Leistungen der Station oder eines anderen Therapeutenteams deutlich zu machen.
- Die Patienten und deren Angehörige werden bei der Dokumentation einbezogen, das erleichtert die Versorgung, weil sie die Perspektive des Betroffenen einnimmt, aber auch die Verantwortung aufteilt.
- Die Dokumentation ist auf eine erforderliche Datendichte abgestimmt, damit eine schnelle und umfassende Dokumentation möglich ist.

4.5   Planung und Erfolg

Es gibt die Ansicht, dass 50% des eigenen Glücks planbar sind. Das ist eine gewagte These. Doch eine gute Therapie lässt sich definieren und eher planmäßig als zufällig herstellen. Das ist zu mehr als zu 50% gewiss. Ein geplantes Arbeiten ist Teil eines professionellen Therapieverständnisses und erleichtert das praktische Tun. Die Gefahr, ohne Planung folgenreiche Fehler zu begehen ist unterschiedlich groß:

Ein Fehler bei der Behandlung eines Akutpatienten zeigt sich sofort, Fehler bei der Behandlung von chronischen Erkrankungen hingegen oft erst wesentlich später, wenn die durchgeführte Therapie zu keinem Erfolg führt. Aber auch unnötige Wartezeiten eines Patienten, sei es das Warten auf den behandelnden Therapeuten oder das Warten auf seinen Therapiebericht, ist ein Planungsfehler.

In der Patientenversorgung geht es zu allermeist um Standardsituationen und nicht um Notfälle. Das macht das Planen möglich und erleichtert gleichzeitig das Handeln. Eine übersichtliche Anzahl von Formularen, die für alle verbindlich sind und in immer gleicher Weise eingesetzt werden, erleichtert allen das Arbeiten. Arbeitsabläufe, die immer wiederkehren, weiter zu verstetigen und deren Dokumentation so weit wie möglich schon vorzugeben, erspart das wiederkehrende Notieren. Insofern funktionieren elektronische Dokumentationsprogramme beim täglichen Notieren wie ein Schreibcoach. Sie leiten Schritt für Schritt vom Anamnese- und Befundbogen bis zum Evaluationsbogen (Therapiebericht) durch die Dokumentation.

Tipp

Übung 13

Dokumentationsflut oder Dokumentationsrinnsal –
Wie hoch schätzen Sie den Anteil des Dokumentierens an Ihrer täglichen Arbeit ein? Denken Sie, dass Sie über oder unter dem Durchschnitt Ihres Teams Ihrer Einrichtung liegen? Wie begründen Sie Ihre Schätzung und Bewertung. (Lösung: ▶ Abschn. 9.13)

■ **Fertige Pfade und Formulierungen**

Die meisten Einrichtungen benutzen heute eine Kombination aus elektronischer Therapiedokumentation und selbst entworfenen Formularen. Das ist wenig übersichtlich und erfordert viel Schreibarbeit oder zumindest lange Dateneingaben. Komfortabler sind elektronische Dokumentationssysteme, die alle Formulare umfassen. Solche elektronischen Programme leiten die dokumentierende Person über festgelegte Dokumentationspfade und schlagen Formulierungen für die Protokolle vor. Das ist eine Erleichterung, ist aber vielleicht in der Anschaffung und Wartung für einige Unternehmen und Einrichtungen zu teuer.

Bei einem geringeren Budget müssen die Standardabläufe der häufigsten Arbeiten einmal ausformuliert und hinterlegt werden. Das ist im ersten Schritt mehr Arbeit, als ein fertiges Programm zu kaufen. Auf Dauer ist es aber sehr viel weniger Arbeit, als die sich wiederholenden Tätigkeiten immer wieder zu formulieren. Wer Standardformulierungen abrufen kann, dem bleiben mehr Zeit und Raum, um auf spezifische Anforderungen und Abweichungen vom regulären Vorgehen aufmerksam zu werden und diese zu dokumentieren.

Fazit

- Die Qualität guter Dokumentation wird auf drei Ebenen hergestellt: Therapeut, Team und Organisation.
- Stärken- und Schwächen-Profile geben Auskunft über individuelle, im Team vorhandene und organisatorische Potenziale.
- Lernen vom Erfolg heißt, von guten Kolleginnen und Kollegen, Teams und Abteilungen lernen.

Literatur

1. Manzei A (2009) Neue betriebswirtschaftliche Steuerungsformen im Krankenhaus. Wie durch die Digitalisierung der Medizin ökonomische Sachzwänge in der Pflegepraxis entstehen. Pflege und Gesellschaft Schwerpunkt: Pflegequalität – Bürgerrecht – Kundenmacht 1: 38–53

Sprache und Dokumentation – beschreiben, bewerten, unterscheiden

Ingrid Kollak, Katja Bordiehn

I. Kollak, K. Bordiehn, *Einfach dokumentieren*,
DOI 10.1007/978-3-662-44545-7_5,
© Springer-Verlag Berlin Heidelberg 2014

Ob eine Therapie als gut bzw. erfolgreich eingeschätzt wird, hängt davon ab, wie sie sich in der Therapiedokumentation darstellt, denn die wird überprüft, nicht die Therapie selbst. Wie der Bedarf von Therapien schriftlich begründet wird, wie Therapiemaßnahmen beschrieben werden und nicht zuletzt wie Therapieergebnisse dargestellt werden, entscheidet über die Einschätzung der Qualität. Der MDK oder zuweisende Arzt prüft die Dokumentation und nicht die Therapie. Darum widmet sich dieses Kapitel der Sprache.

5.1 Die Welt der Wörter

Ob wir Situationen darstellen oder Probleme besprechen, ob wir Fragen stellen oder Gefühle äußern, wir tun dies mit Hilfe der gesprochenen oder geschriebenen Sprache. Dieser wesentliche Umstand wird leicht übersehen, macht aber den ganzen Unterschied: Niemand verwechselt ein Essen mit einem Rezept, aber wer denkt daran, dass die Dokumentation zum Patienten im gleichen Verhältnis steht? Wer denkt,

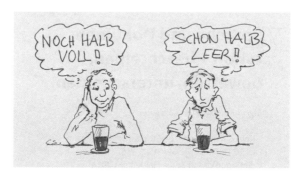

⬛ Abb. 5.1 Schon halb leer, noch halb voll

in der Dokumentation das Abbild seiner Arbeit zu finden, der kann sich entäuscht sehen.

■ Realität und Sprache

Wenn Sprache die Realität bloß abbilden würde, hätten die beiden Personen auf der vorangegangenen Zeichnung keine unterschiedlichen Gedanken. Denn beide Gläser sind gleich voll (⬛ Abb. 5.1)

> **❯** Die beiden unterschiedlichen Aussagen zu den gleich vollen Gläsern haben **nichts** damit zu tun, dass
> — die eine Person die Wahrheit sagt, die andere lügt,
> — die eine objektiv ist, die andere subjektiv,
> — die eine die Realität erkennt und die andere nicht.

Nein, das kleine Beispiel zeigt lediglich, dass Sprache eine konstituierende, d. h. formende Funktion hat. Sie formt unsere Erfahrung von Wirklichkeit. Stellen wir uns zwei Personen vor, die in eine Dokumentation schreiben, so kann die eine begeistert über ihre Planung und deren Ergebnisse und die andere völlig entnervt sein. Am Ende haben beide ein Formular ausgefüllt, Therapiemaßnahmen beschrieben und unterschrieben. Das ist kein Plädoyer fürs Schönreden, sondern eine Problembeschreibung.

Je nach meiner Beschreibung der Situation, ziehe ich unterschiedliche Schlüsse und schließe unterschiedliche Handlungen an. Und da wir in Gruppen arbeiten und mit Patienten kommunizieren, erleben wir mit anderen Menschen eine gemeinsame Wirklichkeit oder unterschiedliche Wirklichkeiten: der neben mir sieht sein Glas als halb leer an, Jammerlappen, der neben mir sieht sein Glas als halb voll an, Schönredner.

Das Beispiel von den zwei Menschen mit den zwei Gläsern zeigt auch, dass Sprache Dinge vereinfacht und Gedanken in eine Form zwingt (z. B. durch den Wortschatz, durch Formulierungen, die wir uns merken oder die Regeln der Grammatik). Beide Personen scheinen in der gleichen Situation ganz ungleich zu fühlen: die eine Person lächelt zufrieden, die andere ist besorgt. Vielleicht ist die lächelnde Person aber eher ängstlich und versucht sich Mut zu machen: Kopf hoch, noch halb voll! Die besorgt schauende Person ist vielleicht eher leichtlebig und sorgt sich über den lockeren Umgang mit dem Geld und denkt nicht nur ans Glas, sondern auch ans Portemonnaie: Bald bin ich Pleite und das Glas schon halb leer! Beide haben diese und noch mehr Wörter im Kopf herumschwirren, die sie miteinander verknüpfen und einem Satz zusammenfassen: »*Das Glas ist halb voll/leer.*«

5.2 Erklären und Zuammenhänge schaffen

Wörter schaffen nicht nur Wirklichkeit, sondern sie schaffen auch Zusammenhänge und erklären Ursachen und Wirkungen: »Die Kreide quietscht an der Tafel.« »Die Therapeutin kümmert sich nicht genug um ihre Patienten.« »Die schroffe Antwort des Arztes verschlägt den Angehörigen die Sprache.«

Dokumentationen, ebenso wie Lehrbücher, Artikel und Broschüren stecken voller ständig wiederkehrender Formulierungen, deren Wörter in einer so engen Verbindung zueinander zu stehen scheinen, wie dick und dünn, Kopf und Zahl, Stein und Bein. Wie durch Magneten angezogen, fügen sich Wörter aneinander. In Dokumentationen heißt es z. B. »Patient wurde zum Achten auf eine aufrechte Körperhaltung angehalten« oder ein Patient »bewegt sich für sein Alter adäquat« oder »keine besonderen Vorkommnisse« oder »Behandlung wie immer«. In Artikeln finden sich Ausdrücke, wie z. B. Maßnahmen ergreifen, Standards implementieren und Widerstände überwinden. Teams werden als »interdisziplinär« bezeichnet, die ihre »Ressourcen optimal einsetzen« und »ethische und ökonomische Aspekte berücksichtigen«.

Diese weit verbreiteten Textstücke werden immer wieder aufgegriffen und schaffen scheinbar logisch und wie von selbst Zusammenhänge und erwecken den Anschein, Ursachen und Wirkungen zu erklären. Dieses »automatische Schreiben« ist dabei nicht selten von den Absichten der Autoren losgelöst. Ist das wirklich so gemeint oder bloß schnell geschrieben?

Wörter wollen manchmal nicht so leicht aufs Papier. Ein Gedanke scheint klar, doch dann geht er beim Formulieren verloren. Statt des eigenen Gedankens landet ein wildfremder Satz auf dem Papier. Das wollte ich doch so gar nicht sagen! Wie schreibe ich es besser auf?

◘ Tab. 5.1 Ungewöhnliche Drehs

Aus	wird
»In der Abteilung bleibt alles beim Alten.«	»In der Abteilung bleibt alles anders.«
»Es klärt sich auf zum Sonnenschein.«	»Es klärt sich auf zum Wolkenbruch.«
»Wenn Du Deine Sorgen vergessen willst, lass' Deine Seele baumeln	»Wenn Du Deine Sorgen vergessen willst, dann zieh Dir zu enge Schuhe an.« (M. Watts)

Tipp

Übung 14

Auf schnelle Fragen gib langsame Antwort – Durch folgenden Schreibimpuls sollen bekannte Redewendungen irritiert werden und neue Aussagekraft erhalten. Das geschieht, indem gewöhnliche Aussagen bzw. Textpassagen einen neuen Dreh erhalten. Unsere Erwartungen werden nicht bestätigt, sondern lassen uns über einen scheinbar bekannten Satz neu nachdenken. Schreiben Sie ungewöhnliche Drehs in abgedroschene Redewendungen oder Werbetexte hinein (◘ Tab. 5.1; Lösung: ▶ Abschn. 9.14)

- **Inhalte deutlich machen**

Die gleiche Übung, die Sie mit den Redewendungen gemacht haben, können Sie auch auf Begriffe und Sprachwendungen in der Therapie beziehen.

Tipp

Übung 15

Inhalte deutlich machen – Notieren Sie, was Therapie für Sie **professionell** macht, was Dokumentationssoftware für Sie **gut** macht. Finden Sie neue Adjektive, die genauer charakterisieren können, worum es Ihnen geht, als es die Adjektive professionell und gut tun. (Lösung: ▶ Abschn. 9.15)

5.3   Die Macht der Sprache

Im Bild (◘ Abb. 5.2) macht das geschriebene Wort darauf aufmerksam, dass wir die Zeichnung einer Physiotherapeutin nicht mit einer tatsächlichen, lebendigen Physiotherapeutin verwechseln sollen. Diese Zeichnung nimmt Bezug auf ein Gemälde von René Magritte. Wer »das Original« sehen oder mehr über Magritte erfahren möchte, sieht nach unter: www.en.wikipedia.org/wiki/Magritte.

Persönliche Befindlichkeiten, unterschiedliche Gegebenheiten in einem Team oder die Elemente eines Gesundheitssystems, können nur vereinfachend beschrieben werden. Doch das »Ding an sich« (Gemütszustand, Team, Gesundheitssystem) ist etwas anderes, als seine Beschreibung. Wie jemand etwas beschreibt, kann uns diesem Gegenstand näher bringen oder auch das Gegenteil bewirken. Eine Beschreibung gibt uns damit auch Auskunft über die schreibende Person selbst: was fällt ihr auf, was ist ihr wichtig, wie bewertet sie etwas.

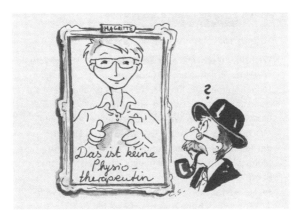

■ Abb. 5.2 Das ist keine Physiotherapeutin

Sprache bewertet. Am auffälligsten ist das, wenn Sie die Veränderungen einer Bewertung unmittelbar erleben. Stellen Sie sich z. B. folgende Situation vor: Ihr Kollege schreibt etwas über eine Teambesprechung als wichtig auf, macht aber später auf der gemeinsamen Heimfahrt eine abfällige Bewertung darüber. Sehen wir uns darum noch den »Ort der Rede« an. Nehmen Sie den Ausdruck »Ort der Rede« an dieser Stelle einmal ganz wörtlich und stellen Sie sich Folgendes vor: Eine Information, die sie auf der Arbeit als wichtig erachten, langweilt Ihre Kinder zu Hause, beeindruckt aber wiederum Ihre Freunde beim Gespräch am Abend. Hier ändert sich der Wert einer Information, je nachdem, wo sie wem gesagt wird. Mehr dazu bei einem praktischen Übungsbeispiel.

Tipp

Übung 16

Wichtiger Nachweis oder Stück Papier? – Nehmen Sie folgende Situation an: Sie haben an einer Schulung teilgenommen, die Ihnen nicht so gut gefallen hat. Lag es an Ihnen, an der Gruppe, am Lehrer, am Stoff? Schwierig zu sagen. Wahrscheinlich war es wohl eine Mischung der genannten Gründe. Was tun Sie mit der Teilnahmebescheinigung? Sie können mehrere Möglichkeiten akzeptabel finden. Wichtig ist, kurz die Begründungen für Ihr Tun zu notieren.

- Sie werfen die Teilnahmebescheinigung weg, weil Ihnen die Schulung nicht gefallen hat.
- Sie heben sie auf, weil regelmäßige Teilnahme an Schulungen Pflicht ist.
- Sie legen sie in Ihre Unterlagen, falls Sie sich einmal neu bewerben wollen.
- Sie zeigen sie Ihren Kolleginnen und Kollegen, die alle die Schulung noch machen müssen.
(Lösung: ▶ Abschn.9.16)

■   **Die Reichweite von Dokumentationen**

Das Beispiel der Teilnahmenbestätigung zeigt, wie sich die Bedeutung dieses Schriftstücks ändert, je nachdem, wo Sie es zeigen und was Sie damit machen. Das bedruckte Papier kann Ihre Chancen bei einer Bewerbung erhöhen, einer Frustattacke zum Opfer fallen oder ein bißchen Genugtuung im Kreis der Kollegen geben.

Stellen Sie sich die Reichweite von Patientendokumentationen vor.

Auf der Grundlage einer Dokumentation von Risikofaktoren (yellow und red flags) können:

- Therapien erfolgen: z. B. wird je nach Einschätzung der Lage konservativ oder nach ärztlicher Rücksprache operativ behandelt.
- Konflikte entstehen: z. B. wird geprüft, ob und wie häufig eine Maßnahme erfolgt ist.
- Hoffnungen genährt werden: z. B. schöpft ein Patient Mut, der darin eine Besserung seiner Situation sieht.

In allen Fällen handelt es sich um die gleiche Dokumentation, die aber in den unterschiedlichen Kontexten andere Bedeutungen bekommt. In den genannten Beispielen ist sie eine Therapiegrundlage, ein juristischer Nachweis und ein Hoffnungsträger.

5.4   Mit Wörtern Möglichkeiten schaffen

Wir können am Ende unserer Betrachtungen aber auch feststellen, dass nur mit Hilfe der Sprache die Qualitäten der Sprache beleuchtet und reflektiert werden konnten. Sprache hilft uns, Dinge zu beschreiben, sie schafft Zusammenhänge, bewertet, vereinfacht, sie gibt Auskunft über die sprechende oder schreibende Person und über deren Umgebung. Ein reflektierter Sprachgebrauch kann Lösungen beflügeln oder behindern. Wer lösungsorientiert arbeiten möchte, sollte beim Dokumentieren darauf achten, Verständnis zu fördern und Handeln zu erleichtern (◘ Tab. 5.2).

◘ Tab. 5.2 Unterschiede in der Kommunikation

Entweder ...	... oder
Der Patient ist schwierig im Umgang!	Ich denke, der Patient ist schwierig im Umgang.
Der Patient möchte, dass folgende Maßnahmen im Rahmen der Therapie nicht durchgeführt werden:...	Dem Patienten sind im Rahmen der Therapie folgende Dinge wichtig:...
Welche Arbeit hat ein Team durch eine Veränderung?	Welchen Nutzen hat ein Team durch eine Veränderung?
Was macht uns krank?	Was hält uns gesund?

Tipp

Übung 17

Die kleinen Unterschiede machen's – Folgende Aussagen in Tab. 5.2 beschreiben in unterschiedlicher Weise gleiche Situationen. Was macht die Unterschiede aus? Sind die Unterschiede in allen Beispielen gleich? Notieren Sie Ihre Überlegungen (Lösung: ▶ Abschn.9.17).

Nicht vergessen: Therapieren und Dokumentieren sind zwei unterschiedliche Ebenen (◘ Abb. 5.3). Mit Sprache können Probleme beschrieben werden: »*Dokumentieren ist öde!*« Mit Sprache können Lösungen aufgezeigt werden: »*Bisher hat mich das Dokumentieren nicht interessiert. Jetzt denke ich, dass es ein spannendes Feld sein könnte.*« Überlegen Sie selbst, welches Denken Ihnen die Praxis erleichtert.

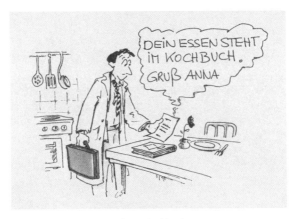

Abb. 5.3 Dein Essen steht im Kochbuch

Fazit

Sprache

— formt unsere Erfahrungen von Wirklichkeit,

— erklärt und schafft Zusammenhänge,

— bewertet Situationen,

— begründet Handlungen,

— schafft Probleme und bietet Lösungen.

Protokolle, Informationen, Projektformate – praktische Texte für die Arbeit

Ingrid Kollak, Katja Bordiehn

I. Kollak, K. Bordiehn, *Einfach dokumentieren*,
DOI 10.1007/978-3-662-44545-7_6,
© Springer-Verlag Berlin Heidelberg 2014

Neben dem Dokumentieren gibt es in allen Teams wiederkehrende Schreibaufgaben: protokollieren, Informationen sammeln und ordnen sowie Projektarbeit mitgestalten.

Auf schnelle Weise erhalten Sie in diesem Kapitel Informationen zu den genannten Textarten. Schaubilder erleichtern Ihnen das Verständnis und Übungen geben Ihnen Gelegenheit, methodische Hinweise gleich zu testen. Sie lernen, besser zu protokollieren, wenn Sie wissen, was gute Mitschriften ausmachen und welches Format Sie benötigen. Ihre Ideen und Gedanken gehen nicht verloren, wenn Sie Techniken beherrschen, Sinnzusammenhänge zu erfassen und Gliederungen anzufertigen. Ziele und Aufgaben bleiben erkennbar, wenn Sie Diagramme und Tabellen nutzen, die sich im Projektmanagement bewährt haben.

Auch zur Unterstützung dieser Aufgaben stehen elektronische Schreibprogramme zur Verfügung. Informationssammlungen können mit der Hilfe von Software als Mindmaps erstellt werden. Ein solches Programm bietet allen Leuten Unterstützung, die nicht das lineare Gliedern gelernt haben oder vorziehen. Programme, die das Projektmanagement unterstützen, sind teilweise sehr gut und sehr umfangreich, aber leider auch teuer. Das Protokollieren findet durch elektronische Dateien nur wenig Unterstützung. Hier sind leider fast ausschließlich weiße Flächen mit Überschriften im Softwareangebot.

6.1   Protokolle

Bevor es ans Protokollieren geht, ist es wichtig, sich auf eine Protokollart zu verständigen. Denn oftmals versuchen unerfahrene Protokollanten krampfhaft alle Aussagen festzuhalten und Rednernamen aufzuschreiben, auch wenn es am Ende nur um eine kurze Zusammenfassung der Diskussion oder einer Niederschrift von Beschlüssen geht. Das Anfertigen des Protokolls dauert dann oftmals so lange, dass niemand sich mehr an die Sitzung erinnern kann und längst neue Themen im Gespräch sind. Der Protokollant hat sich viel Arbeit gemacht, aber Erfolg und Nutzen sind minimal. Eine knappe Zusammenfassung der Teamsitzung, die am besten gleich am Ende vorliegt, ist da bei weitem nützlicher. Wie ist das zu schaffen?

Am Anfang steht die Entscheidung für eine bestimmte inhaltliche und formale Form des Protokolls. Denn die Entscheidung für eine bestimmte Protokollform bestimmt auch die Art und Weise, wie zitiert und in welcher Zeitform geschrieben wird. Eine Zeugenaussage benötigt eine andere Protokollform, als z. B. ein Interview im Rahmen einer wissenschaftlichen Studie. Das Protokoll einer Zeugenaussage muss exakt dem Wortlaut folgen und die einzelnen Sprecher identifizieren. Die sprechende Person im wissenschaftlichen Interview muss in der Regel anonymisiert, aber wie bei der Zeugenaussage ganz genau zitiert werden. In beiden Fällen ergibt sich daraus die Notwendigkeit des Mitschnitts: zumeist digital mit PC, Handy oder Aufnahmegerät.

Ebenso können Protokolle von Teamsitzungen unterschiedliche Anforderung an das Protokoll stellen. Ob der Verlauf einer Teamsitzung oder deren Ergebnisse im Mittelpunkt stehen, macht einen großen Unterschied. Doch bei Teamsitzungen geht es in der Regel um kurze Protokolle, die zentrale Gedanken und Beschlüsse festhalten.

6.1.1 Mitschriften, Zitierweisen und Formvorgaben

Neben den gerade genannten grundlegenden Unterschieden beim Protokollieren gibt es Gemeinsamkeiten, die für alle Protokollarten gültig sind.

- Protokolle geben Aussagen wieder. Darum müssen sie vollständig sein, ohne etwas wegzulassen oder hinzuzufügen. Abkürzungen müssen verständlich sein.
- Protokolle haben einen Anlass. Datum, Beginn und Ende der Sitzung, Tagesordnung, Anwesenheit und Protokollant/in gehören immer dazu. Sitzungsleitung sowie Unterschrift der Protokoll führenden Person können dazugehören.
- Protokolle haben eine festgelegte Zeitform und Zitierform. Gegenwart (Präsens) beim Verlaufsprotokoll und Vergangenheit (Präteritum) beim Ergebnisprotokoll, wörtliche Rede bei Wortprotokollen (z. B. Zeugenaussagen und Interviews) und indirekte Rede bei allen anderen Protokollen.

■ Mitschriften

Beginnen wir mit den Mitschriften, denn sie sind die Grundlage für alle Protokolle. Mündliche Beiträge oder Auseinandersetzungen sind in der Regel zu schnell, um wörtlich mitgeschrieben zu werden. Die Protokoll führende Person muss darum stichwortartig mitschreiben. Zum Mitschreiben gibt es viele Empfehlungen. Die im Internet unter dem Schlagwort »Mitschriften« aufzufindenden Hinweise beziehen sich aber v. a. auf das Mitschreiben von Vorlesungen und Unterrichtsstunden.

Im Gegensatz zu Vorlesungen und Unterrichtsstunden haben Teamsitzungen festgelegte Themen, Tagesordnungen und Zeiten. Das macht das Protokollieren leichter. Folgende Hinweise sind für das Mitschreiben bei Teamsitzungen wichtig.

Praxistipp

Beim Mitschreiben sollten Sie:
- eigene Formulierungen benutzen,
- Abkürzungen einsetzen,
- Platz lassen, um Gedanken vervollständigen zu können.

▪▪ Eigene Formulierungen benutzen

Da Sie den Wortlaut eines Beitrags nur stenografisch oder mit Aufnahmegerät festhalten können, macht es wenig Sinn, gleich bei den ersten Worten eines Beitrags mit dem Schreiben zu beginnen. Auf diese Weise entgeht Ihnen das Ende des Beitrags und der Mittelteil usw. Mit einem Wort: Sinn und Inhalt gehen verloren. Hören Sie sich zunächst den ganzen Satz oder mehrere Sätze an und geben Sie dann, den zentralen Inhalt in Ihren Worten kurz wieder.

Tipp

Übung 18

Eigene Formulierungen finden – Lesen Sie die folgenden zwei Sätze einmal durch und schreiben Sie den Inhalt mit Ihren eigenen Worten auf:

> Yoga hat eine Wirkung auf den Körper sowie auf Ge-
> danken und Gefühle und spricht somatische und
> psychische Leiden an. Durch Yogaübungen können
> Rückenschmerzen, Muskelverspannungen und
> Spannungskopfschmerzen behoben werden. (Lösung:
> ▶ Abschn.9.18)

▪▪ Abkürzungen einsetzen

Bei Mitschriften ist es hilfreich, mit Abkürzungen zu arbeiten. Diese machen aber nur Sinn, wenn sie auch später noch
verständlich sind. Über die bekannten Abkürzungen hinaus
kann ein immer wiederkehrender Begriff abgekürzt werden. Geht es in einer Diskussion z. B. um das Qualitätsmanagement, so kann nach der ersten Nennung die Abkürzung QM eingeführt werden und den langen Fachbegriff
ersetzen. Vielleicht ist an dieser Stelle noch der Hinweis
nützlich, dass nach Abkürzungen, die einen Punkt haben,
kein Punkt (Satzzeichen) mehr gesetzt wird. Beispiel: Die
wörtliche Rede wird nur in bei Wortprotokollen benutzt,
wie Zeugenaussage, Interview usw. Anlagen zu Protokollen
sind schriftliche Anträge, Schaubilder, Bemerkungen zum
Protokoll u. Ä.

Abkürzungen von Begriffen und Namen, die Sie zum
ersten Mal hören, sind riskant. Denn werden im Folgenden
diese Begriffe und Namen nicht wieder aufgegriffen, dann
hilft nur noch, wenn Sie am Ende der Sitzung nachfragen.
Wenn Sie bei bekannten Themen oder bei Präsentationen
mitschreiben, zu denen es Artikel und Bücher gibt, dann ist
es leichter möglich, die genaue Schreibweise von Namen
oder Definitionen von Begriffen nachzulesen.

> **Tipp**
>
> **Übung 19**
>
> **Abkürzen** – Schreiben Sie zehn Abkürzungen auf, die
> Sie immer wieder benutzen. Gibt es Wörter, für die Sie
> persönlich Abkürzungen haben, die aber nur Sie selbst
> verstehen? In welchem Zusammenhang sind diese
> Abkürzungen entstanden und wie häufig benutzen Sie
> diese? (Lösung: ▶ Abschn. 9.19)

▪▪ Platz lassen, um Gedanken vervollständigen zu können

Nicht zuletzt ist es hilfreich, ausreichend Platz für die Aufzeichnungen einzuplanen, damit ständig ergänzt werden kann. Denn kreisen Diskussionen z. B. ums QM, dann gibt es wiederkehrende Themen, die bei ausreichend Platz um weitere Aspekte aus anderen Beiträgen ergänzt werden können. Auf diese Weise werden bereits beim stichwortartigen Mitschreiben Informationen verdichtet, Themen und Unterthemen werden sichtbar.

6.1.2 Stichwortprotokoll und Ergebnisprotokoll

Von den möglichen Protokollarten interessieren an diese Stelle zwei, die bei Teamsitzungen am häufigsten eingesetzt werden: Stichwortprotokoll und Ergebnisprotokoll.

▪ Das Stichwortprotokoll

Die knappste Form hat das Stichwortprotokoll. Ein kurzes Protokoll, das hört sich gut an, denn jeder kennt wohl die Stille in einer Gruppe, wenn eine freiwillige Person fürs Protokollieren gesucht wird. Doch Stichwortprotokoll hört sich leichter an, als es tatsächlich ist. Denn diese Form verlangt vom Protokollierenden, genau Zuzuhören, Hauptgedanken zu erkennen und das Gesagte angemessen und kurz zusammen zu fassen. Aus einer halbstündigen Diskussion die wesentlichen Punkte zu benennen und die dazu gefallenen Aussagen zuzuordnen, verlangt große Aufmerksamkeit und Konzentration, eine flotte und genaue Mitschrift sowie einen guten Überblick und Abstraktionsvermögen. Im Internet finden sich zum Suchbegriff »Stichwortprotokoll« nur Formulare mit viel leerem Platz oder unzählige Beispiele von Sitzungen, die aber für Außenstehende nicht verständlich sind. Darum folgt an dieser Stelle eine kleine Übung, um Ihr Gefühl fürs Wesentliche zu schärfen.

Tipp

Übung 20

Kernaussagen treffen – Lesen Sie den folgenden Abschnitt (aus: [2]) aufmerksam durch und fertigen Sie daraus eine Zusammenfassung in Form von fünf Kernaussagen (jede maximal mit fünf Wörtern).

»Angehörige von Gesundheitsfachberufen leisten körperlich anstrengende Arbeit bei höchsten Anforderungen an die Präzision und Kommunikation. Es hängt von der Dauer der Belastungen, den Bedingungen des Umfelds sowie den eigenen Energiereserven ab, wie diesen Anforderungen Stand gehalten werden kann. Wer die eigenen physischen und psychischen Reserven nicht immer wieder aufbaut und wirksam auf die Bedingungen des eigenen Umfelds einwirken kann, ist diesen Belastungen dauerhaft nicht gewachsen. Eine anhaltende Erschöpfung lähmt oder macht aggressiv. In der Vielfalt der dadurch ausgelösten körperlichen und psychische Symptome geht der Blick für die Ursachen verloren. Sie werden allgemein im Beruf und den mit ihm verbundenen Patienten und Kollegen gesehen. Eine Aus-Zeit durch Urlaub oder Krankschreibung hilft nur vorübergehend, klärt aber nicht die Ursachen und führt zu keiner dauerhaften Verbesserung. So steht nicht selten ein vorzeitiger Ausstieg aus dem Beruf am Ende.« (Lösung: ▶ Abschn.9.20)

▪▪ Gliederung eines Stichwortprotokolls

Vorab noch einmal die formalen Vorgaben für ein Stichwortprotokoll mit Hinweisen zu Gliederung sowie Zeit- und Redeform.

Inhalt eines Stichwortprotokolls
- Datum (Anfang und Ende der Sitzung)
- Anwesende (Protokoll führende Person kenntlich machen)
- Tagesordnungspunkte und Kernaussagen zu Diskussionen und Ergebnissen

▪▪ Zeit und Redeform

Stichwortprotokolle nutzen selten Verben und zitieren weder direkt noch indirekt. Sie können darum »zeitlos« sein, ohne unverständlich zu sein.

Teamsitzung 22. März, 14:00–14:30 Uhr,
Karin, Elke und Andrea (Protokollantin)
TO: »Tag der offenen Tür« am 22. Mai
Ort: Praxis und Garten

- Unterstützung: Alle Therapeuten und Anmeldekräfte in zeitlicher Absprache im Dienst
- Anmeldekräfte für Kaffee und Kuchen zuständig (Karin)
- Therapeuten für Vorträge zuständig
  (Andrea: 13-14 nach Uhr: Medical Taping Concept,
  Elke: 15-16 Uhr: Sturzprophylaxe usw.)

■ **Das Ergebnisprotokoll**

Im Ergebnisprotokoll werden Beschlüsse und Ergebnisse von Diskussionen sinngemäß oder im Wortlaut festgehalten. Zumeist einigt sich das Team, die Arbeitsgruppe oder ein Plenum auf eine Formulierung fürs Protokoll oder die Protokoll führende Person liest ihre Zusammenfassung vor und fragt nach Rückmeldungen.

Bei Teamsitzungen, die in der Regel immer eine Tagesordnung sowie Anfangs- und Endzeiten vorab haben sollten, ist es gebräuchlich, das Protokoll entlang der Tagesordnungspunkte zu organisieren und die Ergebnisse zuzuordnen.

In einer Gruppe wird vereinbart, dass sich eine Person bis zur nächsten Sitzung erkundigen soll, ob das eigene Krankenhaus mit Sozialstationen, häuslichen Pflegediensten oder ambulanten Therapieeinrichtungen Kooperationen vereinbart hat und in welcher Form. Bei der nächsten Sitzung gibt die Person Bericht. Im Protokoll steht Folgendes als Ergebnis des Berichts:
Zu TOP 2: Koop des KH mit Sozialstation, häuslichen Pflegediensten und ambulanten Therapieeinrichtungen
Es gibt noch keine Kooperationsverträge. Mit zwei Sozialstationen werden zurzeit Kooperationsverträge ausgehandelt. Die Kooperationen sollen zum nächsten Quartal stehen.
(Auskunft durch Verwaltungsleiter)

■ ■ **Gliederung eines Ergebnisprotokolls**

Auch für das Ergebnisprotokoll gibt es formale Vorgaben und Hinweise zu Gliederung und Zeitform.

Inhalt eines Ergebnisprotokolls
- Datum (Anfang und Ende der Sitzung)
- Anwesende (Protokoll führende Person kenntlich machen)
- Tagesordnungspunkte
- Ergebnisse oder Beschlüsse (evtl. im Wortlaut oder als Aufgabenplan)
- Beschlussvorlagen im Anhang

■■ Zeit und Redeform

Ergebnisprotokolle stehen in der Vergangenheitsform. Beispiele dafür sind: Die Anwesenden der Teamsitzung beschlossen, Fritz Fischer leitete die Sitzung, das Team einigte sich auf den kommenden Montag für ein nächstes Treffen usw.

Diskussionsbeiträge werden in indirekter Rede wiedergegeben. Beispiel: Barbara Beier vertrat die Ansicht, dass das QM nach Einführung der neuen Software besser geworden sei.

Die Ergebnisse und Aufgabenpläne im Wortlaut werden entweder aus einer Beschlussvorlage übernommen oder im Plenum wörtlich beschlossen. Da bleibt die Zeitform der Vorlage erhalten.

6.2   Informationen

In diesem Abschnitt geht es darum, das vorhandene und oftmals nicht ausgesprochene Wissen eines Teams – der Fachbegriff lautet: implizites Wissen – hervorzulocken, aufzuschreiben und nutzbar zu machen.

Sie wissen, Informationen gibt es ohne Ende, aber auch auf Umwegen. Informationen sind oft schnelllebig und flüchtig, aber manchmal auch schwer zu bekommen und dann »top secret«. Informationen zu beschaffen, ist ein Kapitel für sich. Das liegt daran, dass Internet und Datenportale eine Wissenschaft für sich geworden sind. Wenn Informationen nur auf Umwegen zu erhalten sind oder nur Eingeweihten zur Verfügung stehen, so ist das ein Thema für die Organisationsberatung oder die Psychologie.

Hier soll es darum gehen, die eigene Art, mit Informationen umzugehen, bewusst zu machen. Sie sollen Anregungen und Tipps bekommen, wie Sie und Ihr Team vorhandenes Wissen sammeln, sichten und ordnen können. Internetrecherche und Fachbücher können dazu Ideen liefern, Diskussionen auslösen und das Wissen vertiefen.

6.2.1 Informationen sammeln

Am Anfang stehen Brainstorming und Stoffsammlung, wenn eine einzelne Person oder ein Team das vorhandene Wissen zu einem Thema ermitteln möchten. Diese Sammlung kann auf einem Blatt, am PC, an der Tafel oder mit Hilfe von Karten vorgenommen werden. Entsprechend werden dann die nächsten Schritte organisiert [3].

Nehmen wir als Beispiel die Frage nach den Dokumentationsformularen, die von einem Team genutzt werden. Auf die Frage nach den Dokumentationsformularen geben die anwesenden Teammitglieder folgende Antworten:

Anamnesebogen, Befundbogen, Patientenbiographie, Aufklärungsformular, Behandlungsvertrag, Feedbackbogen, Therapieplanung, ärztliche Verordnungen, Durchführungsnachweis/ Verlaufsdokumentation, Therapiebericht.

Das sind die ungeordnet genannten Formulare. Um einen Überblick zu erhalten, der eine Aussage über die Vollständigkeit der Dokumente erlaubt, müssen die Antworten geordnet werden.

6.2.2 **Clustern und ordnen**

Informationen verarbeiten zu können, setzt voraus, dass sie
verständlich und handhabbar sind. Aussagen und Begriffe
müssen nach Inhalten geordnet werden und so niedergeschrieben sein, dass sie sich gut merken lassen.

■ Clustern

Nach der Informationssammlung erfolgt das Clustern. Das
bedeutet, Informationen werden nach Sinnzusammenhän-
gen geordnet. Bei unserem Beispiel ist es sinnvoll, sich am
WHO-Modell zum Ablauf des Therapieprozesses zu orientieren: Informationssammlung, Planung, Durchführung,
Evaluation. Die Ordnung, die sich dabei ergibt, wird in der
Gruppe diskutiert und entweder linear oder als Mindmap
notiert.

■ Lineare Gliederung

Um die genannten Formulare den Schritten des Therapieprozesses zuordnen zu können, werden zunächst die von der
WHO genannten vier Schritte aufgeschrieben. Dann erfolgt
die Zuordnung der Formulare zu den vier Schritten. Um
dem Team deutlich zu machen, welche Formulare vorgeschrieben und welche zusätzlich eingeführt sind, erfolgt die
entsprechende Untergliederung.

> **Beispiel für eine lineare Informationsordnung**
> 1. Schritt des Therapieprozesses: Informationssamm-
>   lung
>   – Vorgeschriebene Formulare
>   – Anamnesebogen
>   – Befundbogen
>   – Patientenbiografie

- Aufklärungsformular
- Behandlungsvertrag
- Ärztliche Verordnungen
2. Schritt des Therapieprozesses: Planung
   - Vorgeschriebene Formulare
     - Therapieplanung
3. Schritt des Therapieprozesses: Durchführung
   - Vorgeschriebene Formulare
     - Durchführungsnachweis/ Verlaufsdokumentation
4. Schritt des Therapieprozesses: Evaluation
   - Vorgeschriebene Formulare
     - Therapiebericht
   - Zusätzliche Formulare
     - Feedbackbogen

■ **Informationsordnung mit Hilfe einer Mindmap**

Bei der Ordnung der Informationen mit Hilfe einer Mindmap wird zunächst das zentrale Thema »Patientendokumentation« in die Mitte gestellt. Die vier Prozessschritte bilden die vier großen Äste: Informationssammlung, Planung, Durchführung, Evaluation. Diesen werden die vorgeschriebenen und zusätzlichen Formulare zugeordnet. So kann die Mindmap dann aussehen: ◘ Abb. 6.1.

Es ist sicher eine Frage der Gewohnheit, wie eine Ordnung entsteht. Die Befürworter der Mindmap führen an, dass die Darstellung durch Äste und Zweige die schrittweise Entwicklung eines Themas mit allen Unterpunkten erleichtert. Ein lineares Gliedern ermöglicht auch, Entwicklungen schrittweise aufzunehmen, aber dafür muss genug Platz gelassen, damit neue Zuordnungen und neue Unterpunkte ergänzt werden können. Wie auch immer: Sie sollten beide Arbeitsweisen ausprobieren und sich für die entscheiden, die Ihnen leichter fällt.

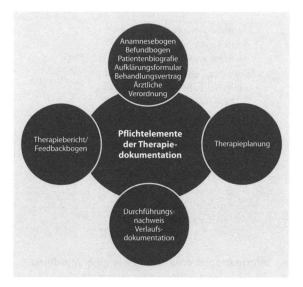

◻ Abb. 6.1 Mindmap: Therapiedokumentation

Übung 21

Sinnvoll gliedern – Sie sehen im Folgenden eine
Sammlung von Begriffen, die einige der Kompetenzen
von Studierenden beschreiben, nachdem sie ein Modul
»Gesundheitswissenschaften« abgeschlossen haben.
Ordnen Sie die Begriffe sinnvoll in linearer Weise oder in
Form einer Mindmap. Benutzen Sie Papier und Bleistift,
PC, Tafel oder Karten.

Kenntnisse zur Gesundheitssystem- und Versorgungsforschung, Schreib- und Redaktionskompetenz,
konzeptionelles Wissen über Prävention und Gesundheitsförderung, Präsentation von Arbeitsergebnissen,
Identifikation sozial benachteiligter Zielgruppen, ihrer
Lebenslage und Formulierung zielgruppenspezifischer
Angebote, im Team arbeiten können, gemeinsam und
arbeitsteilig Projektarbeiten planen und durchführen
können, Verständnis und (kritische) Diskussion moderner Informationstechnologien im Gesundheitswesen,
Bewertung ethischer, geschlechtsspezifischer und
interkultureller Faktoren in den Gesundheitswissenschaften, Qualitätsentwicklung im Gesundheitswesen.
(Lösung: ▶ Abschn.9.21)

6.3   Projektformate

Mit der steigenden Beliebtheit des Projektmanagements hat
sich auch der Einsatz der dabei benutzten Begriffe und Formate erhöht. Manche von Ihnen sind aussagekräftig und
nützlich und sollen darum in diesem Kapitel dargestellt werden. Wer sich für das Thema Projektarbeit an sich interessiert, wie Projektstellen entstanden sind und das Projekte-
Machen akzeptabel wurde, kann bei Simone Schmidt [4]
und Felix Klopotek [1] mehr dazu lesen.

Wie die Therapiedokumentation so folgt auch das Projektmanagement einem Regelkreis. Da der Therapieprozess
in seinen Schritten bekannt ist, sei hier zur Abwechslung der
PDCA-Zyklus genannt, wie er im Care und Case Management und im Qualitätsmanagement gebräuchlich ist.

PDCA-Zyklus
- Plan (Projektplan)
- Do (Durchführung)
- Check (Evaluation)
- Act (evtl. Korrekturen einleiten)

Für die einzelnen Etappen gibt es Vorschläge für bestimmte Formate, die das Planen und Evaluieren etc. erleichtern. Wir konzentrieren uns an dieser Stelle auf drei Bausteine des Projektmanagements, die allgemein nützlich sind: Zeitplan, Aufgabenverteilung und Meilenstein.

6.3.1 Zeitplan

Die Planungsphase des Projektmanagements ist sehr umfangreich und nutzt z. B. Projektstrukturpläne (PSP) und Projektablaufpläne (PAP). Das ist zu umfangreich, wenn jemand oder ein Team eine Planung macht. Doch auch ein Sommerfest oder »Tag der offenen Tür«, die Teilnahme der Teammitglieder an Schulungen oder die Planung einer Studie werden durch Grafiken besser überschaubar. Dazu reicht meist schon ein Zeitplan, der die anstehenden Aufgaben und die Zeiträume sichtbar macht (◘ Abb. 6.2).

Diese Grafik veranschaulicht, welche Tätigkeiten durchlaufend notwendig sind und den größten Zeitanteil erfordern, welche Tätigkeiten parallel ablaufen und möglicherweise mehrere Personen einbinden, wann spezifische Aufgaben, wie z. B. »Übersetzung« anstehen, für die evtl. unterstützende Personen einbezogen werden müssen. Das reicht aus, um die einzelnen Punkte zu definieren und Personal-, Material- und Sachkosten zu kalkulieren. Denn: Es kommt natürlich immer alles anders, als geplant. Aber das

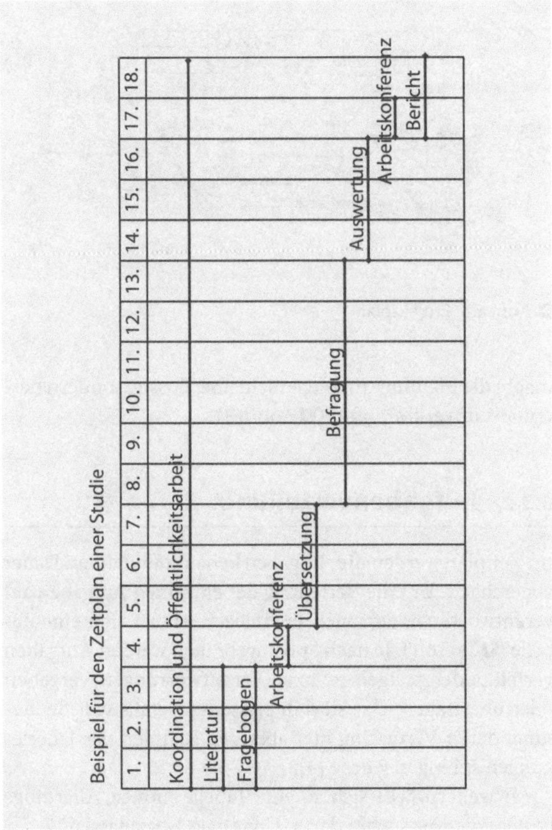

Abb. 6.2 Studienzeitplan

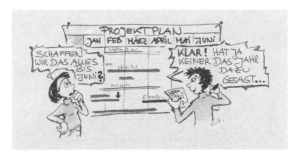

◘ Abb. 6.3 Projektplan

macht die Planung trotzdem nicht überflüssig, sondern bestenfalls unverkrampfter (◘ Abb. 6.3).

6.3.2 Aufgabenverteilung

Im Zeitplan werden die Aufgaben benannt und deren Dauer abgeschätzt. Um die Verteilung der einzelnen Aufgaben auf verantwortliche Personen festzulegen, eignet sich eine Tabelle (◘ Tab. 6.1). Je nach Sprachgebrauch werden Aufgaben verteilt oder festgelegt, bzw. Verantwortungen vergeben oder übertragen. Das sind interessante Details von Bedeutung, deren Vertiefung hier aber den Rahmen der Überlegungen sprengen würde [4].

Erweitern lässt sich so eine Tabelle immer. Allerdings besteht die Kunst eher darin, Unnötiges wegzulassen.

6.3.3 Meilenstein

Dieser Begriff ist erst durch das Projektmanagement gebräuchlich geworden. Er beschreibt den Zustand, in dem ein

▢ Tab. 6.1 Zeitplan			
Wer	**Macht was**	**Mit wem**	**Bis wann**
Fritz Fischer	Ergebnis-protokoll	Antragsteller	Kommenden Montag

Projekt zu einem bestimmten Zeitpunkt sein soll. Er ist damit bei der Planung und für die Evaluation wichtig.

❯ Ein Meilenstein:
  — beschreibt was erreicht werden soll, nicht wie,
  — benennt ein überprüfbares Ergebnis,
  — verdeutlicht wichtige Entscheidungen innerhalb eines Projekts,
  — nennt die notwendigen Bedingungen zur Erreichung des Zustands.

Bei der Formulierung von Meilensteinen kann eine Überprüfung entlang des schon besprochenen SMART-Systems hilfreich sein. Ziele sollen so definiert sein, dass sie spezifisch, **m**essbar, **a**kzeptabel und **r**ealistisch und **t**erminiert sind (▶ Abschn. 3.5).

Im Anschluss daran folgt eine Übung zum ersten Merksatz über Meilensteine.

Tipp		

Übung 22

Was gehört in die Beschreibung eines Meilensteins? –
Lesen Sie folgende Zielformulierungen einer Therapie-
beratung durch und entscheiden Sie, welche Aussagen
zu einem Meilenstein gehören und welche nicht.

- Hilfsmittel werden bis zum 31. Mai organisiert.
- Die Sozialarbeiterin führt ein Assessment mit Hilfe
  eines Anamnesebogens durch.
- Grundversorgung und Medikamentengabe
  übernimmt ein Pflegedienst ab sofort.
- Eine Fachfirma entfernt Türschwellen und installiert
  Haltegriffe im Bad bis 31. Mai.
- Der Patient nimmt morgens, mittags und abends
  eine rote Tablette mit viel Wasser ein.
- Mobilität und Ausdauer werden durch einen
  Ergo- sowie Physiotherapeuten trainiert, der nach
  dem Wochenende ins Haus kommt. (Lösung:
  ▶ Abschn.9.22)

■   **Evaluation**

Die Gegenüberstellung von Planung und Realisierung geschieht bei der Evaluation. Dabei ist nicht nur der Vergleich
zwischen erwünschtem und erreichtem Ziel wesentlich, sondern interessanter ist es, die Gründe für das Erreichen bzw.
Nichterreichen zu verstehen, um gute Taktiken beibehalten
und Fehler vermeiden zu können. Die Frage nach den Störungen ist sehr hilfreich, denn Störungen gibt es immer
wieder, aber deren Wirkungen werden oft übersehen. Um
diese Themen geht es ganz ausführlich und mit Beispielen
im folgenden Kapitel unter »Journal führen« (▶ Kap. 7.2).

Fazit

Protokolle

- basieren auf Mitschriften,
- haben immer ein Datum (evtl. mit Anfangs- und Endzeit), eine Liste der Anwesenden (Protokoll führende Person kenntlich machen) und eine Tagesordnung, entlang der sie sich gliedern,
- sollten Ergebnisse kurz festhalten und
- schnell auf die Sitzungen folgen.

Informationen

- können unausgesprochen in einem Team existieren und
- werden bewusst, wenn sie gesammelt, geordnet und notiert werden.

Projektformate

- orientieren sich am Regelkreis, wie der Therapieprozess,
- bieten Zeitpläne sowie Struktur- und Ablaufpläne,
- fixieren Aufgabenverteilungen und
- gleichen Soll- und Ist-Werte gegeneinander ab.

Literatur

1. Klopotek F (2004) Projekt. In: Bröckling U, Krasmann S, Lemke T (Hg.) Glossar der Gegenwart. Suhrkamp, Frankfurt/Main
2. Kollak I (2008) Burnout und Stress. Anerkannte Verfahren zur Selbstpflege in Gesundheitsfachberufen. Springer Berlin Heidelberg
3. Möller S (2014) Besser im Team. Teambildung und -führung für Physio- und Ergotherapeuten. Springer Berlin Heidelberg
4. Schmidt S (2011) Anpacken – Projektmanagement im Gesundheitswesen. Springer Berlin Heidelberg

Tagebuch und Journal – praktische Texte für jeden Tag

Ingrid Kollak, Katja Bordiehn

I. Kollak, K. Bordiehn, *Einfach dokumentieren*,
DOI 10.1007/978-3-662-44545-7_7,
© Springer-Verlag Berlin Heidelberg 2014

In diesem Kapitel erhalten Sie Anregungen für Texte, die Sie in erster Linie für sich selbst schreiben. Hier ist das Schreiben subjektiv und folgt einem eigenen Stil. Ideen, Fragen, Wünsche oder Informationen können in Journalen, Tagebüchern und freien Texten gesammelt und bearbeitet werden. Ob Sie alles in ein Heft oder in eine elektronische Datei schreiben, ob sie Informationen ausschneiden und einkleben oder kopieren und scannen, hängt ganz von Ihren Vorlieben ab. Die so entstehenden persönlichen Notizen haben vielerlei Funktionen: sie können Geschehnisse festhalten, eigene Entwicklungen dokumentieren, Sorgen verarbeiten helfen oder Informationen vermehren und vertiefen. Wer das Tagebuch- und Journalschreiben kennen lernen möchte oder Interesse an Schreibimpulsen hat, erhält durch die folgenden Beispiele und Übungen Anregungen zum eigenen Tun und Testen.

7.1 Tagebuch schreiben

Zum Tagebuchschreiben gibt es im Wesentlichen zwei Haltungen, die sich zu Wort melden: Die vehementen Anhänger und die entschiedenen Gegner. Die Möglichkeit, schwarz auf weiß mit sich selbst in die Auseinandersetzung zu gehen, löst offensichtlich eine eher starke Reaktion aus. Es wird darum nicht wenige Menschen geben, die das Tagebuchschreiben erst einmal weg geschoben und noch nicht weiter darüber nachgedacht haben. Sehen wir uns darum zuerst einige Argumente für und gegen das Tagebuchschreiben an.

Die Anhänger des Tagebuchs verweisen auf die große Verbreitung dieser gesellschaftlichen Praxis. Sie loben das Tagebuch als Möglichkeit, belastende Gedanken los zu werden und niederzuschreiben. Ängste und Erwartungen, Geheimnisse und Hoffnungen, Freud und Leid werden unzensiert ausgesprochen und gespeichert [3]. Das ermöglicht es, sich zu entlasten und zu einem selbst gewählten Zeitpunkt die Auseinandersetzung wieder aufzunehmen. Die möglichst offen aufgeschriebenen Gedanken bieten die Grundlage für eine Auseinandersetzung mit den eigenen Ansichten und Umgangsweisen sowie mit denen anderer Menschen. Zur Unterstützung dieser Position nennt die überzeugte Anhängerschaft bekannte Persönlichkeiten, die Tagebuch geführt haben, wie Goethes Schwester Cornelia, Franz Kafka, Leo Tolstoi und Virginia Woolf.

Vielleicht gehören Sie aber eher zu jenen Menschen, die sich das Tagebuchschreiben nicht so richtig vorstellen können. Warum sollte es leichter sein, Dinge aufzuschreiben, wenn es schon schwer ist, diese auszudrücken und – wenn es darauf ankommt – mitzuteilen. Und was den Einen motiviert, verunsichert den Anderen bis ins Mark: Wie einen Satz aufschreiben mit dem Gedanken an die schriftstellerische Virtuosität eines Franz Kafka oder einer Virginia Woolf? Außerdem leben wir in einer Zeit, in der Millionen von Informationen in Nanosekunden verschickt werden. Brauchen wir da noch mehr Texte, ist nicht alles schon irgendwo und irgendwann einmal gesagt und aufgeschrieben worden?

7.1.1 Respekt im Umgang mit sich selbst und Anderen

Bleiben wir bei dem Fall, dass wir alles schon für gesagt halten. Punkt. Doch die Vorstellung, dass alles schon gesagt ist, Informationen gespeichert und dokumentiert sind, Sachlagen zwingen und Fakten Reaktionen erzeugen, macht auch nicht richtig froh. Außerdem ließe sich damit nicht erklären, warum Menschen so gerne simsen und bloggen. Es gibt doch wohl ein Mitteilungsbedürfnis und ein Interesse an der eigenen Äußerung. Die Frage ist daher eher, wie wichtig uns unsere Gedanken und Äußerungen sind und ob wir uns mit ihnen auseinandersetzen wollen. Es geht um die Frage von Neugier, Wertschätzung und Respekt, um auf uns selbst und auf andere genauer zu hören. Wer ressourcenorientiert denkt, kann mit dem Tagebuchschreiben prüfen, wie ernst er die eigenen Gedanken und Gefühle nimmt und ob er ihnen traut.

Zudem fördert das Tagebuchschreiben die Fähigkeit des Dokumentierens. Beim Tagebuchschreiben erkenne ich, was mir selbst wichtig ist, wo es Übereinstimmung mit anderen Menschen gibt und wo ich bereit bin, Unterschiede nebeneinander bestehen zu lassen. Dieses Wissen ist eine Hilfe, um sich selbst und Anderen besser gerecht zu werden.

Durch das Tagebuchschreiben wird aber auch die Ausdrucksfähigkeit verbessert, und es prägt sich ein eigener Schreibstil. Mit Zunahme der eigenen Schreibpraxis entwickelt sich die Sicherheit bei der Anfertigung von Texten und es wächst das Vertrauen in die eigene Urteilskraft. Aus einer entwickelten Schreibpraxis kann ein souveräner Umgang mit Dokumentationen folgen. Statt sich unsicher und gegängelt zu fühlen, entwickeln sich eine Sicherheit und das Gefühl, den Anforderungen besser gewachsen zu sein.

■ **Tagebuchschreiben, aber wie?**

Gesetzt den Fall, Sie wagen den Selbstversuch und entschließen sich, es mit dem Tagebuchschreiben zu versuchen. Aber wie beginnen? Wie wird ein Tagebuch originell und geht nicht in der Beliebigkeit von Begriffen und Beobachtungen unter? Dazu ist es sinnvoll, wenn Sie sich zunächst überlegen, welche Absicht Sie mit dem Tagebuch verfolgen. Geht es darum:

━ Informationen und Ideen zu sammeln,
━ Alltagserlebnisse, Gedanken und Gefühle aufzuschreiben und zu verarbeiten, oder
━ Lernprozesse und Entwicklungen festzuhalten.

Die folgenden Informationen und Übungen zeigen Ihnen, wie sich ein Tagebuch einsetzen lässt und wie es originell wird. Mit diesem Wissen können Sie die Absichten, die Sie mit dem Tagebuchschreiben verfolgen, besser erkennen und Ihre Ideen leichter in die Tat umsetzen.

7.1.2   Die Kunst der Selbstpflege

Das erste Beispiel zeigt auf, wie sich das Tagebuch für das eigene Wohlergehen bei der Arbeit einsetzen lässt. Wer z. B. besser mit Belastungen umgehen möchte, kann für diesen Lernprozess gut ein Tagebuch einsetzen. Beim Schreiben wird deutlich, dass die Arbeitstage nicht gleich verlaufen und was gute und schlechte Arbeitstage ausmacht. Wenn ein Arbeitstag gut gelaufen ist, lohnt sich genauer hinzusehen, was die Qualität ausgemacht hat und wie sie erhalten werden kann. Wer z. B. erkennt, welche Arbeitsabläufe gut funktionieren und wann die Zusammenarbeit klappt, der kann das im Team diskutieren und Vorschläge zur Verbesserung machen. Wer z. B. die eigenen Gedanken und Gefühle kennt, wenn er Hunger hat, der muss nicht immer wieder verzagt oder genervt sein, sondern isst rechtzeitig etwas. Wer z. B. bemerkt, wiederholt die gleichen Auseinandersetzungen mit einem Arbeitskollegen zu haben, kann das Spiel durchbrechen, indem er darauf verweist, die Situation durch Ablenkung vermeidet oder sich fürs nächste Mal eine verblüffende Antwort überlegt. Wer in der Lage ist, solche Zusammenhänge zu beobachten und entsprechend zu handeln, der gewinnt ein Stück Lebensqualität und Wohlergehen [1].

Ein Tagebuch, das solche Beobachtungen festhält und neue Zusammenhänge erkennen lässt, ist originell und zudem äußerst nützlich. Es ist originell, weil es individuelle und eigenständige Beobachtungen festhält und ein neues Verständnis für Arbeitssituationen eröffnet. Es ist nützlich, weil es den Umgang mit sich selbst und mit Anderen erleichtert.

Zur Schulung der eigenen Beobachtungsfähigkeit folgen zwei Übungen.

Tipp

Übung 23 und 24

Wahrnehmungsschulung – Beobachten Sie einen Arbeitstag lang, ob und wann Sie sich gereizt fühlen. Notieren Sie nach der Arbeit oder zwischendurch die Situation genau: Wer war dabei? Worum ging es? Welches Gefühl hatten Sie? Was haben Sie gesagt? Was haben Sie gedacht? Was war daran gut? Was würden Sie anders machen? Haben Sie neue Eindrücke von der Situation, nachdem Sie diese schreibend reflektiert haben? (Lösung: ▸ Abschn.9.23)

Perspektiven einnehmen – Beschreiben Sie eine aktuelle Begegnung mit einem anderen Menschen aus Ihrer Sicht und aus Sicht des Anderen. Beschreiben Sie Umfeld und Kontext, Abläufe und Gegebenheiten,

Gedanken und Gefühle. Überlegen Sie, woran Sie Übereinstimmungen und Disharmonien festmachen, welchen Nachhall die Begegnung hat, warum sie von Ihnen in dieser Übung aufgegriffen wurde. Hat sich die Begegnung durch die Beschreibung im Rahmen dieser Übung eine andere Bedeutung bekommen? (Lösung: ▶ Abschn. 9.24)

Eine bessere Selbstwahrnehmung ist ein Schritt zur Selbstpflege. Darunter ist eine Fähigkeit zu verstehen, die vorhandenen Kräfte zum eigenen Erhalt angemessen einzusetzen. Für sich selbst sorgen zu können, ist eine anspruchsvolle Tätigkeit, da wir nicht sicher sein können, über wie viel Kraft wir verfügen und ob unsere Kraftreserven reichen. Selbstpflege ist aber auch anspruchsvoll, weil Menschen soziale Wesen und von ihren Beziehungen und ihrer Umwelt abhängig sind. Selbstpflege weckt Verständnis für die eigene Person und macht handlungsfähig [2].

> **Tipp**
>
> **Übung 25**
>
> **Selbstwahrnehmung** – Lesen Sie folgenden Text durch und beantworten Sie schriftlich die daran anschließenden Fragen:
> »Burnout und Stress sind etwas Anderes als die Rede darüber. »Ich fühle mich gestresst«, kann alle möglichen Bedeutungen haben. Nicht jeder, der über Burnout und Stress redet, leidet darunter. Oft sind gerade die Menschen gefährdet, die sich wenig beklagen und ein hohes Engagement zeigen. Sie merken nicht, dass sie sich überfordern.« [1].

Wie hoch schätzen Sie Ihr aktuelles Engagement für Ihre Arbeit und wie hoch für Ihre Freundschaften ein? Gab es in der letzten Zeit Veränderungen in Ihrem beruflichen, in Ihrem privaten Engagement? Wenn ja: In welche Richtung sehen Sie Veränderungen und welche Gründe sehen Sie dafür? Wenn nein: Welche Gründe sehen Sie für diese Stabilität? (Lösung: ▶ Abschn.9.25)

Die Frage, wie originell ein Tagebuch ist, kann sich natürlich ebenso auf den Schreibstil beziehen. Durch Kleidung und Aussehen schaffen wir ein bestimmtes Bild von uns – egal, ob uns Kleidung sehr wichtig oder völlig egal ist. Wie sehr dieses Bild von uns auch durch unsere Ausdrucksweise bestimmt wird, ist dagegen viel weniger bewusst. Im Folgenden zwei Schreibübungen, die ein Gefühl für die eigene Ausdrucksform und den eigenen Schreibstil vermitteln.

Tipp

Übung 26

Mein Wortschatz – Beschreiben Sie zwei Minuten lang eine für Sie unangenehme Tätigkeit, ohne die Wörter »Stress«, »stressig«, »gestresst«, »stressend« usw. zu verwenden. Wie gut gelingt Ihnen das? Wann erscheinen Ihnen die »Stresswörter« als passend, wann ziehen Sie andere Wörter vor?
Beschreiben Sie zwei Minuten lang ein angenehmes Gefühl, ohne die Wörter »toll«, »klasse«, »irre«, »witzig« zu benutzen. Geht das leichter oder schwieriger als bei der ersten Übung? Haben Sie schon einmal ein neues Wort erfunden? Gibt es in Ihrer Familie oder in Ihrem Freundeskreis Wörter, die immer wieder fallen oder typisch sind?

Fertigen Sie zwei kurze Texte über die Qualitäten eines wärmenden Feuers an. In dem einen Text beschreiben Sie möglichst exakt die physikalischen Qualitäten des Feuers, in dem anderen Text beschreiben Sie die Qualitäten des Feuers angesichts einer sich räkelnden Katze. (Lösung: ▶ Abschn.9.26)

7.1.3 Beobachten und Bewerten

Im zweiten Beispiel geht es um die Entwicklung eigener Fähigkeiten und wie das Tagebuch dabei nützlich sein kann. Wer z. B. die eigene Fähigkeit zum Zuhören verbessern möchte, kann die Entwicklungsschritte dorthin gut im Tagebuch nachvollziehen. Hier empfiehlt es sich, das Tagebuch in zwei Teile zu unterteilen, damit die alten und bekannten Schwächen, wie z. B. die Ungeduld und das schnelle Urteilen nicht zu kurz kommen, aber auch die Veränderungen in der Kommunikation deutlich werden. Allerdings verläuft die Unterteilung nicht entlang der Unterscheidung »alte Umgangsweisen« und »neue Umgangsweisen«, sondern entlang der Kategorien »Notizen und Beobachtungen« und »Gedanken, Gefühle und Wertungen«. Der Schwerpunkt liegt darauf, zunehmend mehr zu beobachten und zu akzeptieren und weniger zu reagieren und zu werten.

Aus Vokabelheften ist die Zweiteilung von Heftseiten bekannt. Diese Aufteilung kann auch in jedem Heft oder in jeder elektronischen Datei nachvollzogen werden. Zudem lässt sich ein Heft oder eine Kladde aus zwei Richtungen beschreiben: von der Vorder- und der Rückseite her. In den einen Teil kommen alle »objektiven« Beobachtungen, Notizen, Hinweise, Informationen, Bücher und Filme. Dieser Teil ist Ihr Notizbuch. In den anderen Teil kommen die »subjektiven« Gefühle, Eindrücke, Wut und Sorgen, Bewertungen, Assoziationen. Dieser Teil ist Ihr Meinungsbuch. Führen Sie über einen festgelegten Zeitraum ein in dieser Weise zweigeteiltes Tagebuch und notieren Sie alles, was Ihnen wichtig erscheint. Beachten Sie die Unterscheidung und notieren Sie auch, wann Ihnen eine solche Unterscheidung leicht bzw. schwer fällt, wann sie Ihnen angemessen bzw. absurd vorkommt. Notieren Sie, in welchen Situationen Sie emotional reagieren, wann es Ihnen leichter fällt, nur zu beobachten, wie Sie eine angemessene Reaktion verstehen und wie oft und gut Ihnen das gelingt.

Um die eigene Geduld zu trainieren und besser zwischen Beobachten und Bewerten unterscheiden zu lernen, eignen sich die beiden folgenden Übungen. Beide zielen darauf ab, sich besser entspannen und konzentrieren zu lernen. Das ist die Voraussetzung, damit Wesentliches von Unwesentlichem unterschieden werden kann. Die beiden Übungen benutzen zwei unterschiedliche Wege dorthin zu gelangen. Sie können beim Üben also auch feststellen, welche Übungsart Ihnen besser liegt. Wer die Abwechslung liebt, kann beide Verfahren einsetzen.

Die erste Übung ist klassisch angeleitet und lenkt die Aufmerksamkeit von außen nach innen. Die zweite Übung versteht sich als paradoxe Intervention. Hierbei wird die Aufmerksamkeit auf zunehmend mehr äußere Faktoren gelenkt, bis die übende Person sich überfordert fühlt und abschaltet. Geduld und regelmäßiges Üben führt auf beiden Wegen zum Fortschritt. Zu Beginn werden Sie feststellen, dass Sie Ihre Aufmerksamkeit nur für Sekunden halten können. Das ist normal und sollte Sie nicht frustrieren. Es hilft, wenn Sie sich immer wieder die Zeit verdeutlichen, die Sie schon aufmerksam waren. Im Arbeitsalltag helfen solche eingeübten Konzentrationswege, um sich wieder fokussieren zu können. Wer z. B. nach einem Telefonat wieder konzentriert seine Arbeit fortsetzen möchte, nimmt für einen

Moment den eigenen Atmen wahr oder hört genau auf die Geräusche von draußen und schließt damit an den eingeübten Weg zur besseren Konzentration an.

> **Tipp**
>
> ### Übung 27
>
> **Atem beobachten** – Eine einfache und doch anspruchsvolle Übung ist die Atembeobachtung. Als Einstieg eignet es sich, den Temperaturunterschied der Atemluft beim Ein- und Ausatmen wahrzunehmen. Atmen Sie durch die Nase ein und nehmen Sie mit Ihren Nasenflügeln die Temperatur der einströmenden Atemluft wahr. Atmen Sie durch die Nase wieder aus und nehmen Sie wahr, wie sich die Temperatur verändert hat. Wiederholen Sie diese Übung mehrere Atemzüge lang. Nach einer Weile der Atembeobachtung schreiben Sie auf, ob und was mit Ihrer Atmung und Muskulatur passiert ist und welche Gedanken und Gefühle Sie während der Übung hatten. (Lösung: ▶ Abschn.9.27)
>
> **Wahrnehmung schulen** – Bei der zweiten Form der Übung kommt es darauf an, nichts der eigenen Aufmerksamkeit entgehen zu lassen. Achten Sie zunächst auf die Geräusche des eigenen Körpers: Atemgeräusche, Geräusche des Magen- und Darmtrakts. Dann gehen Sie mit Ihrer Aufmerksamkeit weiter und nehmen zusätzlich noch die Geräusche Ihrer unmittelbaren Umgebung wahr: Geräusche elektrischer Geräte, Stimmen der Nachbarn oder der Kollegen. Zu der Wahrnehmung der Körper- und Umgebungsgeräusche nehmen Sie nun auch noch die des weiteren Umfelds dazu: Autos vor der Tür, Flugzeuge am Himmel, spielende Kinder. Verfolgen Sie konzentriert und gewissenhaft alle Geräusche und lassen Sie dabei nicht nach. Auch nach

dieser Übung notieren Sie Ihre Beobachtungen zu Veränderungen Ihrer Atmung und Muskulatur sowie die Gedanken und Gefühle, die Sie während des Übens hatten. (Lösung: ▶ Abschn. 9.27)

In dem bisherigen Teil des Kapitels ging es um das individuelle Schreiben. Die nun folgende Textform ermöglicht es, sowohl allein als auch gemeinsam in einer Gruppe oder einem Arbeitsteam zu schreiben. Das gegenseitige Vorlesen, diskutieren und rückmelden kommt zum Schreibprozess hinzu. Die gegenseitigen Rückmeldungen auf die Texte unterstützt die Entwicklung der schriftlichen Kommunikationsfähigkeit. Sie lernen sich besser auszudrücken und verständlich zu machen.

7.2   Journal führen

Es gibt unterschiedliche Anlässe, ein Journal zu führen. Am bekanntesten sind Praktikums- und Reisejournale. Sie begleiten einmalige Erlebnisse, Lernprozesse und Erfahrungen während einer festgesetzten Zeit. Anders ist es bei Journalen, die den Weg zu einem festgesetzten Ziel dokumentieren. Dann ist die Dauer des Journalführens vom Fortschritt bei der Erreichung dieses oder eines bestimmten Ziels abhängig. Um Journale, die einen Entwicklungsweg begleiten, geht es im folgenden Abschnitt. In zwei Beispielen wird der Weg zu einem individuellen und zu einem Teamziel dargestellt. Das Journal macht Schwierigkeiten und Fortschritte deutlich, motiviert das Lernen oder ermutigt zu einem Kurswechsel. Die elektronischen Dateien wachsen dabei mit, mehrere Schreibhefte können aufeinander folgen.

7.2.1 **Störungen sind wichtig**

Da immer wieder Störungen auf dem Weg zum Ziel auftreten, ist es wichtig, sie zu bemerken, einzuschätzen und möglichst zu beheben. Auf diese Weise unterstützt das Journal, den Überblick zu behalten, um das Ziel nicht aus den Augen zu verlieren und das eigene Befinden bzw. das Betriebsklima zu fördern. Im Hinblick auf das Ziel und die Inhalte der Veränderung ist es wichtig, erfolgreiche Schritte und Hindernisse kenntlich zu machen und die Gründe dafür zu verstehen. Auf diese Weise können Fehler vermieden und gute Taktiken wiederholt werden. Parallel dazu sind das eigene Befinden und das Klima in der Gruppe zu beachten. Denn ein Ziel wird nicht nur mit dem Kopf und durch den bloßen Willen erreicht, sondern auch durch Spaß an der Sache und Erfolge beim Tun. Manchmal sind Umwege wichtig, damit alle ans Ziel gelangen, manchmal werden Zwischenstopps nötig, um sich neu zu motivieren.

Wenn »etwas wie immer« ist, so ist das nicht erhellend. Unterschiede, Besonderheiten brauchen die ganze Aufmerksamkeit. Ein Detail zu bemerken und darauf beim individuellen Lernen oder Lernen in der Gruppe zu achten, ist enorm wertvoll. Zwei Beispiele zur Veranschaulichung: Beim Erlernen eines bestimmten Entspannungsverfahrens stelle ich fest, dass es einen Unterschied macht, ob ich mit leerem oder vollem Magen übe. Ein Team bemerkt, dass das Assessment an den Tagen nicht gemacht wird, an denen Chefarztvisite ist.

■ **So können Journalnotizen aussehen**

In einem Journal werden Veränderungen und Wirkungen, Ursachen und Gedanken festgehalten. Die Methode des »Lernens vom Erfolg« ist zielorientiert und motivierend. Bei dieser Methode kommt es darauf an, Erfolge und deren Ursachen wahrzunehmen und zu verstehen, um sie ausführlich zu loben und möglichst oft zu wiederholen. Misserfolge und

Hindernisse – die Kehrseite der Medaille – sind natürlich auch der Betrachtung wert (dazu folgt gleich eine Übung). Doch lange und lähmende Klagen – *»Es hat schon wieder nicht geklappt!«* – sind weder für die eigene Psyche noch für die Sozialhygiene einer Gruppe gut verträglich.

Wie Journale aussehen können, beschreiben die folgenden beiden Beispiele. Zunächst ein individuelles Journal, dann ein von einem Team geführtes. Beide Beispiele nutzen die schon beim Tagebuch eingeführte zweigeteilte Niederschrift. Es gilt also erneut eine elektronische Datei mit zwei Files oder ein Heft mit zwei Spalten anzufertigen. In den einen Teil kommen die gewünschten Ziele und Zwischenziele und die dafür geplanten Maßnahmen zur Erreichung einzelner Etappen. In den anderen Teil werden die tatsächlich durchgeführten Maßnahmen und der erreichte Stand sowie die beobachteten Ursachen und Wirkungen notiert.

Auch hier gibt es zwei wichtige Dinge zu beachten: Je klarer die Zwischenziele und die Maßnahmen zu deren Erreichung beschrieben sind, desto leichter lassen sich erfolgreiche Strategien ausmachen. Zwischen Fakten zur Situation und Bewertungen der Situation ist so genau wie möglich zu unterscheiden.

7.2.2 Ein persönliches Journal

Um sich einen individuellen Umgang mit einem Übungsjournal vorzustellen, nehmen wir als Beispiel eine Frau, die sich entschließt, eine Yogaübung zu erlernen. Sie möchte auf diese Weise Verspannungen im Schulter-Nacken-Bereich lösen und ihre Kopfschmerzen ohne Tabletten loswerden.

Die Frau denkt praktisch und möchte gerne ohne großen Aufwand möglichst schnell deutlich weniger Kopfschmerzen haben. Sie hat in einem Pflegemagazin zehn für sie nützliche Beschreibungen und Darstellungen von passenden Yogaübungen gefunden und mehrmals ausprobiert. Die Übungen gefallen ihr, die meisten davon sind leicht und überall machbar. Sie kopiert die Magazinseiten und steckt sie in ein kleines Schreibheft, das ihr Übungsjournal werden soll und in ihre Handtasche passt.

Um sich ihren Lernerfolg zu veranschaulichen, hält sie zu allererst die Ausgangslage genau fest. Sie notiert, wie sich ihre Arm-, Schulter- und Nackenmuskeln anfühlen. Dazu dreht sie den Kopf zu beiden Seiten, beugt ihn seitlich und nickt nach vorn und hinten. Sie schreibt auf, wo die Bewegungen ihres Kopfes eingeschränkt sind, notiert Gelenkgeräusche und -blockaden. Sie stellt fest, dass sie ihren Kopf gut nach rechts beugen kann, ihr rechtes Ohr nähert sich leicht der rechten Schulter. Nach links ist die Beugung deutlich eingeschränkt und tut weh. Beim Autofahren war ihr das bereits beim Schulterblick aufgefallen. Ihre Kopfschmerzen empfindet sie stark seitlich im Nacken. Die Ergebnisse ihres Assessments notiert sie alle und macht weitere Bewegungsbeobachtungen für beide Arme und die Schultern.

Sie traut sich zu, nach dem Aufstehen und vor dem Zu-Bett-Gehen, die Übungen regelmäßig zu machen. Außerdem will sie zwischendurch – entweder in der Frühstückspause oder in der Kaffeepause – ein weiteres Mal üben. Sie will mit fünf kleinen Übungen beginnen, die drei bis fünf Minuten dauern. Sechs Wochen will sie diese Praxis beibehalten und an jedem Wochenende die Veränderungen ihrer Bewegungsräume überprüfen. Sie notiert sich detailliert ihre Zwischenziele.

Für die erste Woche schreibt sie auf die linke Seite ihres Übungsjournals das erste Zwischenziel: Den Kopf nach links so weit wie nach rechts beugen können. Sie will dazu die Übungen so gestalten, dass sie mit dem Kopfbeugen ihre Übungspraxis beginnt und beendet. Die für sie wichtige Übung macht sie damit zweimal und kann auch schon kleine Unterschiede zu Beginn und am Ende der Sequenz wahrnehmen. Täglich trägt sie auf der rechten Seite ihre Übungszeiten ein, Gründe für die Verlegung der Übungszeiten und die kleinen Wirkungen, die sie sofort verspürt. Sie notiert auch, wann und mit welcher Intensität sie Kopfschmerzen verspürt und Gedanken und Ideen, die ihr beim Üben kommen.

Nach einer Woche wiederholt sie die Bewegungsbeobachtungen, ihr Assessment, achtet ganz besonders auf die seitliche Beweglichkeit des Kopfes und liest nach, wann sie sich besonders wohl gefühlt hat und wann sie Kopfschmerzen hatte. Sie vermutet erste Zusammenhänge mit ihrer Übungspraxis und notiert sich diese. Sie bemerkt auch, welche Übungszeiten sie am häufigsten realisieren konnte.

Die meisten von uns haben irgendwann schon einmal ein Journal geführt: Verpflichtend in der Schule oder in Praxisphasen der Ausbildung, freiwillig im Zusammenhang mit Urlauben. Die Erinnerungen an Urlaube werden nicht selten mit Hilfe von Fotos, Texten, Eintrittskarten, Ortsbeschreibungen oder Fahrplänen in (elektronischen) Alben festgehalten. Mit folgenden Übungen können Sie Ihre Schreiblust fürs Journal testen oder neue Schreibimpulse bekommen.

Tipp

Übung 28, 29 und 30

Exakt Ziele formulieren – In dem obigen Beispiel wurde ausführlich das erste Etappenziel formuliert. Die Frau möchte in der zweiten Woche ihre Schulterbeweglichkeit verbessern. Wie lassen sich dazu konkrete Ziele formulieren? (Lösung: ▶ Abschn.9.28)

Beobachtungen und Gefühle – Folgende Eintragungen finden sich im Übungsjournal der Frau. Bei welchen handelt es sich um Notizen über Situationen, bei welchen um Bewertungen von Situationen und Gefühlsäußerungen?

- Gestern in der Kaffeepause das Üben kurz unterbrochen, um das Handy auszustellen.
- Knacken im linken Schultergelenk, wenn ich den Arm bei der Rotation über das Schulterniveau anhebe.
- Die Seitbeugen machen mir Spaß und vertreiben meine Sorgen wegen der Kopfschmerzen.
- Wenn ich einen Rollkragenpullover trage, fallen mir die Kopfbeuger leichter.
- Armschwünge gemacht und mich an meine Ausbildung erinnert, als wir nach einem Weihnachtsessen zum Kegeln gegangen sind. (Lösung: ▶ Abschn. 9.29)

Mein Problem und ich – Beschreiben Sie ein körperliches oder ein seelisches Problem, unter dem Sie aktuell leiden. Notieren Sie, wann Sie weniger durch das Problem belastet sind. Beantworten Sie dazu folgende Fragen:

- Was habe ich in dieser Zeit, in der ich weniger belastet war, anders gemacht?
- Was haben andere Menschen in dieser Zeit anders gemacht?
- Wenn Ihr Problem morgen früh plötzlich weg wäre, wer wäre am meisten davon überrascht und warum? (Lösung: ▶ Abschn. 9.30)

7.2.3   Ein gemeinsames Journal

Im zweiten Beispiel geht es um ein Journal, das eine Gruppe gemeinsam führt. Nehmen wir als Beispiel ein Arbeitsteam, das ein neues Assessmentverfahren einführen möchte, um die Arbeitsabläufe der Station zu verbessern. Es wird ein Arbeitsjournal angelegt, mit dessen Hilfe die Einführung des neuen Verfahrens dokumentiert und ausgewertet werden soll. Über zwei Wochen werden täglich bei der Übergabe fünf Minuten lang die Aufzeichnungen, die beide Teams im Früh- und Spätdienst ins Journal geschrieben haben, vorgelesen und diskutiert. Entsprechend dem jeweiligen Zwischenziel werden erfolgreiche und hinderliche Strategien und Umstände zur Erreichung besprochen. Nach festgelegten Zeiten können Vorgehensweisen und Zwischenziele geändert werden.

Wenn Sie einer solchen Gruppendiskussion einmal eine andere Richtung geben wollen, dann wird Ihnen folgende Übung gefallen. Diese Übung fragt nach Möglichkeiten zur Verschlechterung einer Situation und ist an das Vorgehen in der systemischen Beratung angelehnt.

Tipp

Übung 31 und 32

Wir machen es krass – Diskutieren Sie folgende Fragen im Team und notieren Sie die Antworten in das Arbeitsjournal:

- Was muss die Gruppe tun, um ihre Probleme mit dem Assessment weiter aufrechtzuerhalten?
- Was könnte die Gruppe tun, um das Assessment weiter zu verschlechtern?
- Wie lange will die Gruppe den Problemen des Assessments noch ein Zuhause geben?
- Wann will die Gruppe die Probleme rausschmeißen? (Lösung: ▶ Abschn. 9.31)

Fragen lernen – Sie beobachten, dass ein Kollege einen großen Bogen um das Dokumentieren macht, indem er sein Problem mit der Rechtschreibung betont. »*Ich dokumentiere nicht so gerne, weil ich nicht gut in Rechtschreibung bin. Schon meine Lehrer haben immer gesagt, dass ich eine Niete darin bin.*« Es gibt viele unterschiedliche Antwortmöglichkeiten. Dazu einige Beispiele:

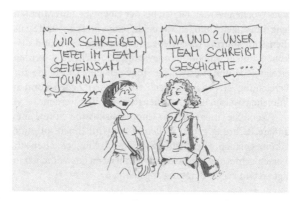

■ **Abb. 7.1** Wir schreiben jetzt im Team Journal. Na und?
Unser Team schreibt Geschichte

— Was würdest Du tun, wenn Du morgen fehlerfrei
   schreiben könntest?
— Wie hast Du es geschafft, in der Ausbildung mit
   diesem Problem umzugehen?
— Was würdest Du gerne machen, um Deine Recht-
   schreibung zu verbessern?
Welche Antwort würden Sie am ehesten geben und
warum? Welche Antworten fallen Ihnen noch ein, die
Ihnen näher sind oder die Sie auch gut finden?
(Lösung: ▶ Abschn. 9.32)

Wenn Ihre Schreiblust durch die bisherigen Übungen zuge-
nommen hat oder wenn Sie schon immer gerne geschrieben
haben, finden Sie im folgenden Abschnitt weitere Impulse
für freie Texte. Auf den ersten Blick haben diese Impulse und
freien Texte keinen Zusammenhang mit dem professionel-

len Schreiben und Dokumentieren. Doch bedenken Sie, dass gutes Dokumentieren mit Verstand und Übung zu erreichen ist, dass aber das Schreiben mit Lust und Laune das Üben leichter macht und den Verstand schult. In Tagebüchern und Journalen können Sie sich Freiräume für solche Texte schaffen (◘ Abb. 7.1).

7.3   Freie Texte

Sowohl das Kranksein als auch die Krankenversorgung liefern unermesslichen Erzählstoff und haben Romane, Gedichte, Theaterstücke und Filme hervorgebracht. Sie sind aus der Sicht der unterschiedlichen Akteure geschrieben. Dabei sind völlig unterschiedliche Formate entstanden: von Groschenheften und TV-Serien bis hin zu Romanen der Weltliteratur und Kultfilmen.

Die Liste berühmter Autorinnen und Autoren, die über das Kranksein und über den persönlichen und professionellen Umgang damit geschrieben haben, ist endlos. Es gibt und gab viele Therapeuten, Krankenschwestern und -pfleger, Ärzte sowie Patienten und deren Angehörige, die schreiben bzw. geschrieben haben. An dieser Stelle sei auf einige bekannte Schriftstellerinnen und Schriftsteller aus dem genannten Umfeld verwiesen, wie Virginia Woolf, Anton Tschechov, Friedrich Glauser und Adelheid Popp. Die Schriftstellerin P.D. James eröffnete ihren Krimi »Shroud for a Nightingale« (deutsch: »Tod im weißen Häubchen«) mit einem Mord während des praktischen Pflegeunterrichts. Aktuell werden Bücher zur Demenz, wie die Romane von Katharina Hacker »Die Erdbeeren meiner Mutter« und Arno Geiger »Der alte König im Exil« viel gelesen und besprochen.

Wenn Sie Ideen für Texte oder Gedichte haben, so lassen sich diese gut in Ihrem Tagebuch sammeln. Hier gehen sie nicht verloren und können weiter entwickelt werden. Wer weniger ambitioniert ist, kann sich mit Schreibspielen Fahrt- und Wartezeiten verkürzen oder die eigene Dokumentationslaune verbessern.

7.4   Schreibspiele

Wer kein Handy oder PC in der Nähe hat oder bedienen möchte, kann auf einem Stück Papier folgendes Schreibspiel durchführen.

> **Tipp**
>
> **Übung 33**
>
> **Neue Wörter bilden** – Schreiben Sie spontan ein Wort auf. Ordnen Sie die Buchstaben auf der linken Randseite untereinander an. Auf der rechten Randseite wiederholen Sie das Wort in umgekehrter Richtung, wie bei dem Beispiel Z-I-E-L, das zu L-E-I-Z wird (◘ Tab. 7.1). Aus den neuen Anfangs- und Endbuchstaben formen Sie nun neue Wörter. (Lösung: ▶ Abschn.9.33)

◘ **Tab. 7.1** Neue Wörter bilden

Z	UFAL	L
I	NDUSTRI	E
E	INERLE	I
L	IEGESTÜT	Z

Tipp	

Übung 34

Neben der Spur – Schreiben Sie spontan drei Wörter auf: ein Verb, ein Körperteil, ein Objekt. Schreiben Sie nun einen Satz, in dem diese drei Wörter vorkommen. Wer mit mehreren Personen dieses Schreibspiel macht, schreibt die drei Wörter auf und gibt das Blatt im Kreis weiter. Die Ergebnisse werden vorgelesen.
Beispiel: schreiben, Hand, Blumenvase
Nachdem sie über den ganzen Arbeitstag hinweg Brief für Brief geschrieben hatte, stellte sie fest, dass sich ihre rechte Hand langsam in eine Blumenvase verwandelte.
(Lösung: ▶ Abschn.9.34)

7.4.1 Schreibimpulse

Schreibimpulse können freie Texte initiieren und vielleicht eine neue Saite in Ihnen zum Schwingen bringen.

Tipp	

Übung 35

Unser Haustier – Stellen Sie sich vor, auf Ihrer Arbeitsstelle gibt es seit Neuestem ein Haustier. Dieses Haustier sollen Sie nun beschreiben. Allerdings gibt es dafür eine Bedingung: Es soll ein Haustier sein, das Sie selbst noch nie besessen haben. Es kann alles sein vom Floh bis zum Elefanten, vom Dinosaurier bis zum Einhorn. Überlegen Sie: Wie sieht es aus? Wie wurde es Ihnen gebracht? Was isst es? Wo schläft es? Kann es Kunststücke? Wer hat sich mit dem Haustier anfreunden können, wer kommt nicht mit ihm klar? An wen erinnert Sie das Haustier? (Lösung: ▶ Abschn.9.35)

Im Fahrstuhl – Stellen Sie sich einen Kollegen oder einen Patienten vor und beschreiben Sie dazu Geschlecht, Alter, Beruf, Aussehen, Angewohnheiten, Verhaltensweisen, Ausdrucksart usw. Diese Person bleibt mit Ihrer Mutter (oder wem auch immer) im Fahrstuhl stecken. Was passiert? Was sagen die beiden? Wie verhalten sie sich zueinander? Mit welchen Worten schätzen beide die Situation ein? Wie kommentieren sie jeweils das eigene Verhalten und das ihres Gegenübers? (Lösung: ▶ Abschn.9.35)

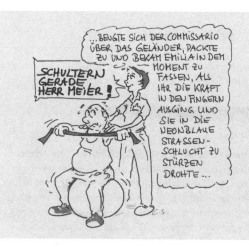

▢ Abb. 7.2 Schultern gerade Herr Meier

Wer auf den Geschmack gekommen ist, findet weitere Lese-hinweise für Schreibspiele und Schreibimpulse in der Lite-raturliste. Wer gerne im Rahmen von Weiterbildung und Studium seine eigenen Schreibfähigkeiten oder die anderer Menschen für den privaten oder professionellen Gebrauch ausbauen möchte, der findet Informationen unter den »In-ternetlinks« (☐ Abb. 7.2).

Literatur

1. Kollak I (2008) Burnout und Stress. Anerkannte Verfahren zur Selbstpflege in Gesundheitsfachberufen. Springer Berlin Heidelberg
2. Manzei A (2009) Neue betriebswirtschaftliche Steuerungsfor-men im Krankenhaus. Wie durch die Digitalisierung der Medizin ökonomische Sachzwänge in der Pflegepraxis entstehen. Pflege und Gesellschaft Schwerpunkt: Pflegequalität – Bürgerrecht – Kundenmacht 1: 38–53
3. Quernheim G, Schreier M (2014) Betriebsstörung. Burnout- und Stressprophylaxe für Physio- und Ergotherapeuten. Springer Berlin Heidelberg

In aller Kürze

Ingrid Kollak, Katja Bordiehn

I. Kollak, K. Bordiehn, *Einfach dokumentieren*,
DOI 10.1007/978-3-662-44545-7_8,
© Springer-Verlag Berlin Heidelberg 2014

Wäre die Therapiedokumentation so beliebt wie SMS, Bloggs und Mails, gäbe es keine Probleme. Doch Dokumentationen sind oft unmotiviert, langweilig und stehen in Formularen. Kann Dokumentieren so interessant wie Simsen sein? Dazu sind drei Dinge wichtig:

- **Weniger Formulare und mehr Informationen**

In den Dokumentationen stecken tausende Stunden Arbeit. Wer liest die Texte? Viele und oft überflüssige Formulare verstopfen Rechner, Archive und Hirne. Legen Sie Ihren Schwerpunkt auf die vorgeschriebenen Formulare und Ihre Hauptarbeiten:

- Überblick über die gesetzlich vorgeschriebenen Inhalte schaffen und diese einbringen.
- Formulare ggf. reduzieren und den Umgang mit den wichtigsten Dokumenten verbessern und gemeinsam neu erarbeiten.
- Neue Dokumente nur einsetzen, wenn sie die Arbeit tatsächlich erleichtern.

- **Gute Dokumentationshilfen nutzen**

Elektronische Dateien, die nur Formulare oder leere Seiten mit Überschriften bieten, sind keine Hilfe. Ein Dokumentationssystem ist gut, wenn es

- unterschiedliche Aufgabenbereiche und Maßnahmen der Therapie abbildet,
- die Patientenversorgung anleitet und unterstützt,
- Standards vorgibt und über Therapiepfade führt,
- Fachwissen und Fachsprache zugänglich macht,
- Abläufe übersichtlicher darstellt,
- Arbeitsaufkommen und Arbeitsergebnisse sichtbar macht.

■ Therapie nicht mit der Therapiedokumentation verwechseln

Niemand verwechselt eine Speise mit einer Speisekarte, aber in der Therapie wird eine Dokumentation überprüft, nicht das Wohlergehen eines Klienten, Patienten oder Bewohners. Was aber sagt ein Dokumentationstext über die Realität aus? Ist ein Mensch schon gesund oder noch krank? Hat der Patient die Viren oder der Computer?

- Lernen Sie, was in eine Dokumentation gehört.
- Schätzen Sie ein, wo Ihre Stärken und Schwächen liegen.
- Dokumentieren Sie, um sich und Anderen die Arbeit zu erleichtern.

Auf wen oder was wollen Sie warten?

Lösungen

Ingrid Kollak, Katja Bordiehn

I. Kollak, K. Bordiehn, *Einfach dokumentieren*,
DOI 10.1007/978-3-662-44545-7_9,
© Springer-Verlag Berlin Heidelberg 2014

Beispiele für Ergebnisse, Antworten und Lösungen

9.1   Unser Anamnesebogen (▶ Abschn. 2.1.1)

In einem kleineren Krankenhaus, das vorwiegend noch auf Papier dokumentiert, gibt es einen Anamnesebogen, der mit den Jahren immer mehr Fragen bekommen hat. Damit alle Fragen auf ein Blatt passen, wurden die zusätzlichen Rubriken durch eine Verkleinerung der Schrift und des Antwortraums geschaffen. Alles passt noch auf eine Vor- und Rückseite.

Es geht los mit den Sozialdaten: Name, Wohn- und Versorgungssituation mit Adresse und Telefonnummern. Dann gibt es acht ATL: Kommunizieren/sich beschäftigen, Essen und Trinken, sich bewegen, sich waschen und kleiden, atmen, ausscheiden, für Sicherheit sorgen, Sinn finden. Dann geht es um transkutane Zugänge, Hautveränderungen, Dekubitus mit Zeichnung sowie ein eng getippter modifizierter Index der Risikofaktoren zum Entlassungsmanagement mit Angaben zu Alter, Lebenssituation, Anzahl der Diagnosen, geistige Orientierung, Mobilität, Pflegebedarf (funktioneller Status) und einer Punktzahl. Unter der Zeichnung zur Lage möglicher Dekubiti wurde Platz geschaffen, um Namen, Adressen, Telefonnummern von Angehörigen oder gesetzlichen Betreuern aufzunehmen und vorhandene Wertgegenstände anzugeben. Direkt darunter steht noch: Anamnese durchgeführt von ____.

Dieser Bogen ist mit seinen Aufgaben gewachsen, aber darum nicht unbedingt besser geworden, übersichtlich ist er schon gar nicht. Es ist ersichtlich, dass es ausreichend Verbesserungsmöglichkeiten gibt:

- Die Sozialdaten stehen an unterschiedlichen Stellen,
- Alter, Lebenssituation, Mobilität werden unter ATL und Risikofaktoren doppelt erfasst,
- die Auswahl der Risikofaktoren und ATL ist nicht verständlich,
- die einzelnen Kategorien der ATL sind unklar – z. B. steht unter Sinn finden: röm.-kath., ev., islam., sonstiges und unter Atmen: keine Probleme, nikotinabhängig, Pneumoniegefahr, Tracheostoma, Asthma, weitere Probleme/Ressourcen.

Das Krankenhaus steht vor der Umstellung auf eine elektronische Erfassung dieser Daten und wird diesen Bogen nicht mehr vorher ändern.

Der Anamnesebogen wird nach Auskunft der Klinikleitung am häufigsten von Stationsleitungen oder von Schülerinnen und Schülern benutzt.

Die Dokumentenanalyse bei 100 Bögen ergab, dass die große Mehrzahl der Bögen nur teilweise ausgefüllt war. Die Sozialdaten waren immer vorhanden, aber manchmal nicht eindeutig (z. B. fehlten Angaben zum Verwandtschaftsgrad oder eine Listung der Telefonnummern). Die Risikofaktoren waren ausgefüllt, hatten aber oft keine eindeutige Punktzahl und kein klares Ja/Nein zum notwendigen Entlassungsmanagement. Die ATL waren selten vollständig erhoben.

■ **Professionelle Arbeit (▶ Abschnitt 3.1)**

Die Beispiele stellen Berufe unterschiedlicher Arbeitsbereiche dar: Kunst, Handwerk und Dienstleistung. Leistungen, die sich z. B. ausdrücken als Kreativität, Körperbeherrschung, Präzision, Wissen, handwerkliches Geschick, Konzentrations- und Kommunikationsfähigkeit benötigen die Berufe in unterschiedlichem Maße.

Qualität bei der Ausübung dieser unterschiedlichen Leistungen stellt sich dann ein, wenn sie häufig und mit verlässlichem Ergebnis erbracht werden.

Für die einzelnen Berufe lassen sich folgende Schwerpunkte denken:

Kreativität benötigt eine Kunstmalerin, aber auch handwerkliches Können sowie Wissen und Konzentration, um Ideen in Farben und Materialien umzusetzen und in gewünschter Weise realisieren zu können. Dann benötigt sie vielleicht auch Kommunikationsfähigkeit, um über ihre Arbeit zu sprechen und Interessenten zu finden.

Für einen Artisten ist die Körperbeherrschung zentral, aber auch die Konzentrationsfähigkeit, mit der er so präzise wie nur möglich z. B. auf dem Hochseil steht.

Der Friseur benötigt handwerkliches Geschick, aber auch Kreativität und Kommunikation, um im Austausch mit der Kundin die richtige Entscheidung über Haarschnitt und -farbe treffen zu können. Körperbeherrschung ist sicherlich auch wichtig, um das lange Stehen und nach vorn Neigen sowie die Arbeit mit der Schere ohne Schaden über Jahre zu meistern.

Die Klempnerin benötigt handwerkliches Können, Wissen über Druckverhältnisse z. B. von Gas- und Wasserleitungen. Vielleicht benötigt sie auch Körperbeherrschung, wenn sie z. B. auf der Leiter steht und über Kopf arbeitet.

Der Kellner benötigt kommunikative Fähigkeiten, aber auch Konzentration, um Kundenwünsche zu ermitteln und sich diese zu merken. Körperbeherrschung, wenn er große

Tabletts trägt. Er muss wissen, ob bei der Zubereitung einer Speise z. B. Mehl oder Nüsse verwandt wurden, wenn Kunden unter Zöliakie oder Allergien leiden.

In Untersuchungen haben Studierende und Arbeitgeber die Konzentrations- und Kommunikationsfähigkeit bei Professoren höher bewertet, als deren Wissen. Gleiches wird wahrscheinlich auch von Lehrern gewünscht. Kreativität bei der Vermittlung von Inhalten ist natürlich eine didaktische Fähigkeit, die Schüler zu schätzen wissen.

■ Besuch im Archiv (▶ Abschnitt 3.1)

Das oben schon beschriebene Krankenhaus hat auch ein Archiv mit einem sehr freundlichen Archivar. Die stichproben-artige Auswahl von Dokumenten – über die systematische Analyse der 100 Bögen hinaus (▶ Abschn. 9.1) – zeigt, dass zumeist alle vorhandenen Dokumentationsbögen in jeder Akte abgeheftet sind, aber fast zu 90% unausgefüllt bleiben. Ausführlich sind diese Ergebnisse schon im Text einge-gangen.

■ Ressourcen beschreiben (▶ Abschnitt 3.3)

Die kursiv-markierten Felder machen ein Viertel der Fragen aus. Um 25% würde die Anzahl der notwendigen Fragen bei diesem Beispiel reduziert werden.

Ob jemand Humor hat, ist wichtig und sagt etwas über den Umgang mit den Unwägbarkeiten des Lebens aus. Es ist auch sofort spürbar, ob jemand Humor hat oder nicht. Allerdings beeinflusst dieses Thema eine längere Therapiesituation, wie im dritten Beispiel beim Einzug in ein Pflegeheim, ganz anders als bei einem kurzen Kontakt. Das gilt auch im zweiten Fall, wo es häufiger kurze Kontakte gibt, aber nicht immer mit denselben Mitarbeitern.

Bei den Fragen zu Risiken und evtl. Komplikationen, sowie zur Behandlung sind die Gewichtungen klar, weil sie nicht zutreffen, keine Behandlung stattfindet.

◘ **Tab. 9.1** Ressourcen beschreiben

	Mann, 25 Jahre, amb. Versorgung Fraktur des kleinen Fingers	Frau, 75 Jahre, Strahlentherapie, Z. n. Mamma Ca	Mann, hochbetagt, Einzugssituation
Kennt die Diagnose und versteht sie	wichtig	wichtig	*Nicht wichtig*
Kennt die Risiken und evtl. Komplikationen	wichtig	wichtig	*nicht wichtig*
Fordert Informationen ein	wichtig	wichtig	wichtig
Nimmt die Realität an	wichtig	wichtig	wichtig
Formuliert Ängste	wichtig	wichtig	wichtig
Versteht die Behandlung	wichtig	wichtig	*nicht wichtig*
Ist orientiert	wichtig	wichtig	wichtig
Ist kommunikationsfreudig	*nicht wichtig*	*nicht wichtig*	wichtig

▣ Tab. 9.1 (Fortsetzung)			
	Mann, 25 Jahre, amb. Versorgung Fraktur des kleinen Fingers	Frau, 75 Jahre, Strahlentherapie, Z. n. Mamma Ca	Mann, hochbetagt, Einzugssituation
Kann selbständig gehen	wichtig	wichtig	wichtig
Nimmt Hilfen an	wichtig	wichtig	wichtig
Besitzt Humor	*nicht wichtig*	*nicht wichtig*	wichtig

Zu debattieren sind alle Lösungsvorschläge. Darum heißt es, wenn Veränderungen angestrebt werden: Teamsitzungen machen, Festlegungen treffen und einhalten. Werden die Festlegungen über einen Zeitraum eingehalten und ausgewertet, lassen sich immer begründet Veränderungen machen. Alles wie immer zu machen, ist die schlechteste und arbeitsintensivste Lösung. (▣ Tab. 9.1)

■ **Lust und Frust bei der Anamnese (▶ Abschn. 3.3)**
Lust und Frust haben in den genannten Fragen unterschiedliche Ursachen: Persönliche, organisatorische und strukturelle. Wer unsicher in der Kommunikation ist, kann auf die Zeit und die zunehmenden Erfahrungen setzen oder ein Kommunikationstraining besuchen. Wenn die Abläufe nicht klar sind, Daten doppelt oder gar nicht erhoben werden,

sind Verbesserungen der Teamarbeit und der Abläufe insgesamt notwendig. Bei strukturellen Problemen lohnt sich eine Überarbeitung der Erhebungsbögen sowie eine Ausarbeitung über häufige Fragen und deren Antworten, damit nicht immer wieder das Rad neu erfunden werden muss.

Es wird deutlich, dass der Kreis, der an der Verbesserung der Datenerhebung Beteiligten unterschiedlich groß ist: Sie selbst, Ihr Team, Ihre Organisation. Auf eine gewisse Art ist eine Verbesserung, die man selbst anstrebt, am leichtesten zu schaffen. Motivation gibt zudem die Vorbildfunktion. Dann kommt es darauf an, Kolleginnen und Kollegen mitzuziehen oder auf Besprechungen Probleme darzustellen und um Lösungen zu bitten.

- **Fragen stellen (▶ Abschnitt 3.4)**
  - Enge Fragen:
    - Schlafen Sie auf dem Bauch?
    - Nutzen Sie Stützen zur Fortbewegung?
  - Entscheidungsfragen:
    - Schlafen Sie auf dem Bauch, in Rücken- oder Seitenlage?
    - Nutzen Sie Stützen oder einen Rollator zur Fortbewegung?
  - Offene Fragen:
    - Wie schlafen Sie?
    - Nutzen Sie irgendwelche Hilfsmittel zur Fortbewegung?

- **Meine Zeitplanung (▶ Abschnitt 3.4)**

Wenn Sie die Zeiten für die einzelnen Bereiche unterschiedlich farblich markieren, wird gut deutlich, wo die Zeitvampire stecken. Wenn z. B. viel Zeit fürs Telefonieren drauf geht, kann e-mailen helfen oder feste Telefonzeiten. Wenn Sie z. B. zu wenig Ausgleichszeit für sich haben, dann lohnt eine Umorganisierung, damit Sie mehr freie Zeiten nur für sich gewinnen. Wenn Sie überlegen, wie viel Zeit Sie früher z. B. fürs Musik hören genutzt haben, dann erkennen Sie, dass Sie Ihren heutigen Tagesablauf verändert haben. Das lag nicht nur an Ihrer Umwelt.

- **Wer möchte was und warum? (▶ Kap. 4)**

Eine ergotherapeutische Praxis möchte der gesetzlichen Verpflichtung zur Mitarbeiterschulung nicht nur einfach nachkommen, sondern möchte gerne nutzerfreundliche Angebote machen. Darum erkundigt sich die Inhaberin der Praxis während der Übergabe bei ihren Kolleginnen und Kollegen nach interessanten Schulungsthemen.

Es ist gut, dass sich die Praxisleitung bei Ihren Mitarbeitern erkundigt, welche Schulungsthemen erwünscht sind. Das Programm wird mehr Akzeptanz finden, wenn die Teilnehmer es mit ausgearbeitet haben. Allerdings ist damit erst der halbe Nutzen eines Schulungsprogramms erzielt, denn bestimmte Entwicklungsschritte eines Unternehmens, wie z. B. die Umstellung der Dokumentation, werden durch Schulungen gestützt und in die Tat umgesetzt. Schulungen sind darum erst wirklich für alle nützlich und interessant, wenn sie etwas mit den aktuellen Themen des Betriebs zu tun haben und die Kompetenzen vieler Mitarbeiter in gleicher Weise fördern, damit auch merkbare Veränderungen stattfinden können.

Ein Problem bei dem Vorgehen ist also, dass es viele Angebote geben wird, die vielleicht von einigen genutzt werden, die aber nicht unbedingt die Themen des Betriebs aufgreifen und die Mitarbeiter auch nicht dazu befähigen, bei wichtigen Themen mitzureden und noch weniger an deren Umsetzung mitzuwirken.

Eine Lösung bestünde darin, im Hinblick auf die Ziele des Unternehmens Schulungen anzubieten, die Mitarbeiter zur aktiven Umgestaltung befähigen. Die Schulungswünsche der Mitarbeitenden werden zudem über die Leitungsebenen erfragt, thematisch gebündelt und angeboten. Die Schulungen, die der Zielerreichung dienen, gehen vor, weil sie schneller zu Ergebnissen führen. Betriebe mit großen Ressourcen können ein großes Schulungsprogramm anbieten, das sowohl die strategischen Ziele des Managements als auch die Wünsche der Mitarbeiter abdeckt. Es ist aber kein Geheimnis, dass diesem Vorgehen nicht nur wegen des Budgets, sondern auch wegen der oft nicht ausreichenden Schulungsbeteiligung der Erfolg verwehrt bleibt.

■ **Wer benötigt Informationen? (▶ Kap. 4)**

Eine Klinik hat einen Rückmeldebogen entwickelt, auf dem sie sich Informationen zur Zufriedenheit nach der Entlassung von den nachbehandelnden Einrichtungen erwünscht. Als Adressat für die Rückmeldung setzt die Klinik die Aufnahmeabteilung ein und gibt deren Faxnummer an, wo die Rückmeldungen gesammelt werden sollen.

Rückmeldungen über die Versorgungssituation eines Patienten an die zuvor behandelnde Stelle macht nur Sinn, wenn diese Stelle im Bedarfsfall auch tatsächlich eingreift und aus den Rückmeldungen Konsequenzen zieht. Beides ist bei dem beschriebenen Vorgehen nicht der Fall. Ein ehemaliger Patient oder eine nachbehandelnde Versorgungsstelle wird auch nur rückmelden, wenn der Nutzen klar ist.

Problematisch ist also an dem Vorgehen, dass die Verwaltung, die eine solche Rückmeldung erhält, diese in ihre Akten legt und nichts mit der Information anfängt.

Es muss also überlegt werden, wozu die Rückmeldung dienen soll. Wenn ein Betrieb sein Entlassungsmanagement auf diese Weise evaluieren möchte, dann sollten die Inhalte der Rückmeldung den zuletzt Versorgenden bekannt gemacht werden. Auf der Grundlage kann mehr gutes oder anderes und besseres Entlassungsmanagement stattfinden. Wenn ein Betrieb sich über die Entlassung hinaus für seine Patienten interessiert – z. B. im Rahmen eines Case Managements – dann ist die Rückmeldung an die zuständige Person essenziell, damit diese eingreifen kann.

■ Welche Bedürfnisse gibt es? (▶ Kap. 4)

Eine Rehaklinik hat die Betreuung einer Praktikantin übernommen, die für drei Wochen im Rahmen ihres Schulpraktikums in die Arbeit der Leitung schnuppern möchte. Die Klinikleitung schlägt ihr vor, eine Woche in der Ergotherapie mitzuarbeiten. Dort kann sie erst einmal alle Bewohnerinnen und Bewohner kennenlernen. Die Leiterin der Ergotherapie fährt in der nächsten Woche zur Fortbildung, hat aber heute extra Zeit eingeplant, um ihr alles Wichtige zu zeigen.

Zuerst kommt bei dem geschilderten Vorgehen das Gefühl auf, dass hier eine Praktikantin ausgenutzt werden soll. Denn die sonst in der Position arbeitende Person ist im Urlaub, der Vorschlag des Kennenlernens aller Bewohnerinnen und Bewohner klingt nicht sofort überzeugend. Dann fällt auf, dass eine Praktikantin, die keine eigenen Lernziele in ihrer Bewerbung um die Praktikumsstelle angibt, sondern einmal »schnuppern« möchte, das ideale Opfer einer unorganisierten Praktikantenbetreuung abgibt.

Problematisch ist also, dass weder auf der Seite des Betriebs noch auf der Seite der Praktikantin klare Vorstellungen über Sinn und Zweck dieses Praktikums existieren. Vor diesem Hintergrund ist es nicht absehbar, ob der Einsatz in der Ergotherapie irgendwem nutzen wird. Wer was kann und was will muss am Anfang dieses Beschäftigungsverhältnisses geklärt werden, damit sich niemand ausgenutzt fühlt und ein sinnvolles Praktikum stattfinden kann.

■ Meine Arbeit – meine Dokumentation
(▶ Abschn. 4.1)

Wenn Sie Ihre Arbeit besser, als Ihre Dokumentation finden, dann sind Sie in großer Gesellschaft. Da gutes Dokumentieren – im Sinne von weniger Aufwand und mehr Nutzen –

noch nicht so weit verbreitet ist, geben die Dokumentationen tatsächlich kein aussagekräftiges Bild über die Arbeit ab. Sie kann viel besser sein, muss es aber nicht zwangsläufig. Besser wäre es, die Arbeit würde durch die Dokumentation tatsächlich unterstützt, d. h., die Planung würde die Arbeit vom Assessment bis zur Entlassung bzw. zum Therapieende anleiten und ihr Sicherheit durch Versorgungspfade, Standards, Nachschlagewerke usw. geben. Unter Dokumentation würde nicht mehr länger »das Schreiben für die Krankenkasse oder den Arzt« verstanden, sondern eine Anleitung zur sicheren Versorgung der eigenen Bewohner, Klienten und Patienten.

- **Stärken- und Schwächen-Profil (▶ Abschn. 4.2)**

Die Ergebnisse von Stärken- und Schwächen-Profilen können individuell ausgewertet werden oder für ganze Teams oder sogar für alle Mitarbeitenden. Wenn mehr Daten ausgewertet werden, dann können Aussagen über z. B. den Schulungsbedarf größerer Gruppen getroffen werden oder es können Profilbildungen und Schwerpunktsetzungen forciert werden.

Unabhängig davon, ob Sie individuell Ihr Profil auswerten und diese Auswertung im Team oder in einer Lerngruppe vornehmen, kommt es zuerst darauf an, Stärken zu erkennen und zu festigen. Führen Sie sich dazu die Aussage von Steve de Shazer und Insoo Kim Berg (2008) noch einmal vor Augen: »*Finde heraus, was gut funktioniert und mach' mehr davon und repariere nicht, was nicht kaputt ist.*« Im zweiten Schritt sehen Sie sich den anderen Teil des Merksatzes von de Shazer und Berg an: »*Wenn etwas nicht gut funktioniert, versuche etwas anderes.*« Geht es um eine individuelle Schwäche, sollten Sie sich fragen, ob es jemanden in Ihrem Team oder in Ihrem Umfeld gibt, den Sie als kompetenter in dieser Frage ansehen. Wenn das so ist, dann können Sie diese Person bitten, ein Lerntandem zu bilden. Geht das

nicht, schauen Sie sich nach Schulungsmöglichkeiten, Beratungen, Coachings um. Geht es um eine organisatorische
oder strukturelle Lösung, müssen die Probleme formuliert
werden und andere Teams oder Vorgesetzte angesprochen
werden, um Sie zu unterstützen.

- **Dokumentationsflut oder Dokumentationsrinnsal**
  (▶ Abschn. 4.5)

Die Zeit fürs Dokumentieren wird viel höher eingeschätzt,
als sie tatsächlich ist. Fünfzehn Minuten auf einen Zug zu
warten, fühlt sich auch länger an, als die gleiche Zeit massiert
zu werden – zumindest für viele von uns.

Wer genauen Aufschluss über die mit dem Dokumentieren verbrachte Zeit erhalten möchte, kann z. B. Praktikanten
für eine teilnehmende Beobachtung einsetzen. Diese notieren die Zeit, die eine oder mehrere Personen während eines
bestimmten Zeitraums für das Dokumentieren verwenden.
Im Rahmen studentischer Projekte haben wir das bereits
gemacht und z. B. mit den Daten gute Grundlagen für Diskussionen über patientenferne und patientennahe Arbeiten
liefern können.

- **Auf schnelle Fragen – gib langsame Antwort**
  (▶ Abschn. 5.2)

Hier noch einige Zitate (sinngemäß):
- Ein Fremder ist, der heute kommt und morgen bleibt.
  (G. Simmel)
- Kunst ist schön, macht aber viel Arbeit. (K. Valentin)
- Das Familienleben ist ein Eingriff in das Privatleben.
  (K. Kraus)
- Reisen bildet, aber verbeult die Hosen. (A. Finkielkraut)

- **Inhalte deutlich machen (▶ Abschn. 5.2)**

Als »gut« wird eine Software in diesem Buch beschrieben,
wenn sie:

- unterschiedliche Aufgabenbereiche der Therapie abbildet,
- die Arbeiten von der Patientenversorgung über die Prozesskoordination bis zum Personalmanagement unterstützt,
- Fachwissen und Fachsprache zugänglich macht,
- Abläufe übersichtlicher darstellt,
- Arbeitsaufkommen und Arbeitsergebnisse sichtbar werden lässt,
- die dokumentierende Person über festgelegte Dokumentationspfade leitet.

Was Therapie »professionell« macht, lässt sich am besten im Zusammenhang klären. Im Bezug zu einer der vorangegangenen Übungen zum Umgang mt Praktikanten lässt sich z. B. sagen: Eine Klinikleitung, die professionell mit Praktikanten umgeht, hat einen Einarbeitungsplan und vereinbart einen Praktikumsvertrag mit Zielen und Aufgaben.

- **Wichtiger Nachweis oder Stück Papier?**
  (▶ Abschn. 5.3)

Jemand wirft ein Teilnahmedokument weg, um sich abzureagieren, seinem Frust ein Ventil zu geben. Das wirkt sich kurzfristig entspannend aus. Damit dieses Gefühl anhält, sollte man sich sicher sein, dass das Papier nicht doch noch besser zu gebrauchen ist. Ist man sich aber sicher, dann ist das Gefühl wirklich gut: Weg damit!

Menschen, die Teilnahmebescheinigungen hüten, tun dies möglicherweise aus ganz unterschiedlichen Gründen. Erst einmal drücken sich darin Sinn für Ordnung und praktisches Verhalten aus. Dann gibt es aber auch noch die Nuancen der Zukunftsorientierung (Antwort 3) oder der Schadenfreude (Antwort 4).

Was auch immer Sie geantwortet haben: Es ging immer um ein und denselben Nachweis, der so viele Bedeutungen haben kann.

■ **Die kleinen Unterschiede machen's (▶ Abschn. 5.4)**

Mit Sprache können Probleme beschrieben werden, aber auch verstärkt oder erleichtert werden. Zu den Beispielen im Einzelnen:

»Der Patient ist schwierig im Umgang. – Ich denke, der Patient ist schwierig im Umgang.«

Wenn ein Patient als schwierig beschrieben wird, dann ist er es absolut und für alle. Wenn er aus der Sicht einer Person als schwierig beschrieben wird, dann können die anderen im Team vielleicht helfen.

»Der Patient möchte, dass folgende Maßnahmen im Rahmen der Therapie nicht durchgeführt werden. – Dem Patienten sind im Rahmen der Therapie folgende Dinge wichtig.«

Eine verbindliche Aussage über eine zukünftige Situation (nach einem möglichen Unfall, am Lebensende usw.) ist schwer zu treffen. Was einem etwas wert ist, das gilt aber auch schon heute. Darüber lässt sich leichter reden.

»Welche Arbeit hat ein Team durch eine Veränderung. – Welchen Nutzen hat ein Team durch eine Veränderung?«

Veränderungen sind immer anstrengend, weil sie zuerst einmal eine Routine durchbrechen. Wer Veränderungen nur als Arbeit bewertet, hindert sich und andere daran, auszutesten, ob Veränderungen nicht auch nützlich sind und den zusätzlichen Arbeitseinsatz lohnen. Zeit und Energie für Tests sollte es geben. Absprachen über Dauer und Ausmaß der zusätzlichen Arbeit sollten vorher klar sein.

»Was macht uns krank? – Was hält uns gesund?«

Krankheit ist nicht ohne Gesundheit, Gesundheit ist nicht ohne Krankheit zu denken. Allerdings ist die Gewichtung unterschiedlich. Die eine setzt ganz auf Kuration, die andere setzt mehr auf Prävention.

Zuletzt überlegen Sie noch einmal, welches Denken Ihnen in der Praxis Erleichterung schafft.

- **Eigene Formulierungen finden (▶ Abschn. 6.1)**
Ein Beispiel: Yoga spricht Körper und Psyche an und hilft psycho-somatische Krankheiten durch Üben zu lindern.

- **Abkürzen (▶ Abschn. 6.1)**
Neben den gebräuchlichen Abkürzungen, die auch im Duden zu finden sind, gibt es neue aus dem Internet, wie z. B. »LG« für »liebe Grüße« oder »asap« in englischen Mails für »as soon as possible« oder ein Herz für »ich liebe« oder Doppelpunkt, Bindestrich und Klammer für einen Smiley: ☺

Σ steht für Summen, aber → kann »daraus folgt« oder »in Verbindung mit« heißen und ist darum individuell definiert.

- **Kernaussagen treffen (▶ Abschn. 6.1)**
Ein Beispiel:
- Gesundheitsfachleute leisten anstrengende Arbeit.
- Belastungsdauer, Energiereserven, Umfeld beeinflussen Leistungsvermögen.
- Körperlich-geistige Reserven sind notwendig.
- Erschöpfung lähmt oder macht aggressiv.
- Auszeiten helfen begrenzt gegen Erschöpfung.

- **Sinnvoll gliedern (▶ Abschn. 6.2)**
Eine Unterteilung ist z. B. gegliedert in
- Fachspezifische Kompetenzen:
  - Kenntnisse zur Gesundheitssystem- und Versorgungsforschung
  - Konzeptionelles Wissen über Prävention und Gesundheitsförderung
  - Identifikation sozial benachteiligter Zielgruppen, ihrer Lebenslage und Formulierung zielgruppenspezifischer Angebote

- Verständnis und (kritische) Diskussion moderner Informationstechnologien im Gesundheitswesen
- Bewertung ethischer, geschlechtsspezifischer und interkultureller Faktoren in den Gesundheitswissenschaften
- Qualitätsentwicklung im Gesundheitswesen
- Fachübergreifende Kompetenzen:
  - Schreib- und Redaktionskompetenz
  - Präsentation von Arbeitsergebnissen
  - Im Team arbeiten können
  - Gemeinsam und arbeitsteilig Projektarbeiten planen und durchführen können.

- **Was gehört in die Beschreibung eines Meilensteins?** ◘ Tab. 9.2 (▶ Abschn. 6.3)

◘ **Tab. 9.2** Meilenstein

Meilenstein	Kein Meilenstein
Hilfsmittel werden bis zum 31. Mai organisiert	Die Sozialarbeiterin führt ein Assessment mit Hilfe eines Anamnesebogens durch
Grundversorgung und Medikamentengabe übernimmt ein Pflegedienst ab sofort	Der Patient nimmt morgens, mittags und abends eine rote Tablette mit viel Wasser ein
Eine Fachfirma entfernt Türschwellen und installiert Haltegriffe im Bad bis 31. Mai	
Mobilität und Ausdauer werden durch einen Ergo- sowie Physiotherapeuten trainiert, der nach dem Wochenende ins Haus kommt	

■ **Wahrnehmungsschulung (▶ Abschn. 7.1)**

Die Lösung dieser Aufgabe besteht darin, für einen bestimmten Zeitraum tatsächlich eine Außenperspektive zu sich selbst einzunehmen. Mit Hilfe der Daten erkennen Sie, welche Situationen Sie am meisten belasten und die genauen Umstände dieser Situation. Ob diese Feststellung allein ausreicht, um Ihre Arbeitsbelastung zu verändern oder ob Sie zusätzliche Hilfe im Gespräch mit Kollegen oder mit professionellen Beratern benötigen, können Sie selbst am besten einschätzen. Wenn das Schreiben Ihnen hilft, könnte das Schreibcoaching eine interessante Variante der Belastungsreduzierung für Sie sein.

■ **Perspektiven einnehmen (▶ Abschn. 7.1)**

Zur Veranschaulichung eine Situation und zwei Gefühle:

- Ich habe gestern zufällig … bei einem Konzert getroffen. Ich habe mich gefreut, dass er die gleiche Musik gut findet. Er hat von Auftritten der Gruppe in anderen Ländern erzählt und dabei mehr über sein Leben außerhalb des Betriebs geschildert. Das hat mich erstaunt. Er wirkte dabei begeistert und etwas schüchtern zugleich.
- Gestern hatte ich mich vorzeitig aus der Sitzung geschlichen, um ins Konzert zu gehen. Ich war ganz platt, dass … auch dort war. Sie schien ganz begeistert, dass wir den gleichen Musikgeschmack haben. Ich habe etwas über die Band erzählt, war aber insgeheim immer besorgt, dass sie bemerkt haben könnte, dass ich eigentlich noch bei der Sitzung sein sollte.

■ **Selbstwahrnehmung (▶ Abschn. 7.1)**

Persönlich kann ich, Ingrid Kollak, dazu sagen: Ein Buch zu schreiben, ist eine zusätzliche Belastung zum Arbeitsalltag. Eine Planung der einzelnen Arbeitsschritte, die bekannte Arbeit an der Hochschule und das Zusammensein mit Anderen sind wichtige Elemente, um diese Zusatzanforderung zu meistern und trotzdem Abwechslung und Routine zu erleben. Im Verlauf der Erstellung dieses Buchs ist mir die Kombination dieser Anteile unterschiedlich gut gelungen. Insgesamt hat es aber mehr Spaß gemacht, als dass es mich belastet hätte. Manchmal mussten Studierende etwas längere Wartezeiten in Kauf nehmen, bis ich E-Mails beantwortet habe. Das ist – unter uns gesagt – okay, wenn es kein Dauerzustand ist. Lektorin, Korrektorin und Zeichnerin haben für meine Stabilität mit gesorgt. Wir waren ein gutes Team.

■   **Mein Wortschatz (▶ Abschn. 7.1)**

Beschreibung einer **unangenehmen Tätigkeit**, ohne die Wörter »Stress«, »stressig«, gestresst«, »stressend« usw. zu verwenden:

▬ Manche Sitzungen belasten mich, v.a., wenn sie schlecht strukturiert und geführt sind. Dann reden Langeweiler immer wieder über ein und das gleiche Thema und regen mich total auf. Es bereitet mir Unbehagen, immer wieder dabei sein zu müssen, wie Punkte, die schon abgehandelt sind, erneut wiedergekäut werden. Regelrecht krank machen mich Schauläufer und Plaudertaschen. Gibt man ihnen genug Raum, übernehmen sie den ganzen Laden und rauben allen den Nerv.

Beschreibung eines **angenehmen Gefühls**, ohne die Wörter »toll«, »klasse«, »irre«, »witzig« zu benutzen:

▬ Es ist ein Schauer. Er geht von der Zunge aus und ergreift unabänderlich Unterkiefer und Halsmuskeln. Es verschlägt die Sprache und zieht alle Muskeln von Kopf und Hals zusammen. Es fühlt sich wie eine Mischung aus Kitzel und Muskelzucken an und kann sich über den Körper ausbreiten. Auf der psychisch Ebene ist Zitroneneisessen vielleicht vergleichbar mit eincm angenehmen Gruseln.

Die Qualitäten eines **wärmenden Feuers**:

a. Exakte physikalische Qualitäten des Feuers:

– Die Wärme des Feuers entsteht aus der Verbrennung von zwei Kilogramm Holz. Nachdem kleine Scheite das Anzünden erleichtert haben, ermöglichen große Buchenholzscheite die Erhaltung des Feuers für gut eine Stunde. Das Feuer reicht aus, um den angrenzenden Wohnraum um 10°C zu erwärmen.

b. Emotionale Qualität des Feuers am Beispiel einer sich räkelnden Katze:

– Die Katze hat sich mit dem Rücken zum Kamin auf die Seite gelegt. Das Licht des Feuers lässt ihren Pelz noch samtiger aussehen. Sie streckt sich behaglich im warmen Luftstrom aus und schließt ihre Augen. Mit ihren Pfoten streicht sie einige Male über ihre Barthaare und ihre Ohren bis die Wärme sie völlig umgibt und sie reglos liegen bleibt und einschläft.

■ **Atem beobachten und Wahrnehmung schulen** (▶ Abschn. 7.1)

Der eigene Versuch hat Ihnen gezeigt, welche Art der Übung Ihnen leichter fällt. Das muss nicht heißen, dass die andere Art des Übens für Sie nicht in Frage kommt. Es kann aber sein, dass die andere Art nur oder besser funktioniert, wenn Sie angeleitet werden. Auch das können Sie versuchen. CD und Kurse, die in Entspannungstechniken einführen, gibt es viele.

■ **Exakt Ziele formulieren** (▶ Abschn. 7.2)

Analog zu Arm-, Schulter- und Nackenmuskeln sind im Assessment die Rotation der Schultern, die Kraft der Oberarme etc. zu messen und deren Veränderung mit dem Üben zu beschreiben. Wer mehr dazu lesen möchte, findet die

Anleitung von Fachleuten der fünf anerkannten Entspannungsverfahren in »Burnout und Stress. Anerkannte Verfahren zur Selbstpflege in Gesundheitsfachberufen« von Ingrid Kollak (2008).

- **Beobachtungen und Gefühle** ◘ **Tab. 9.3** (▶ **Abschn. 7.2**)

◘ Tab. 9.3 Beobachtung oder Gefühle	
Beobachtungen	Gefühle
Gestern in der Kaffeepause das Üben kurz unterbrochen, um das Handy auszustellen.	Die Seitbeugen machen mir Spaß und vertreiben meine Sorgen wegen der Kopfschmerzen.
Knacken im linken Schultergelenk, wenn ich den Arm bei der Rotation über das Schulterniveau anhebe.	Armschwünge gemacht und mich an meine Ausbildung erinnert, als wir nach einem Weihnachtsessen zum Kegeln gegangen sind.
Wenn ich einen Rollkragenpullover trage, fallen mir die Kopfbeuger leichter.	

- **Mein Problem und ich** (▶ **Abschn. 7.2**)

Diese Übung zur Selbstbeobachtung soll Ihnen helfen, wenn Sie sich belastet fühlen und nicht genau beschreiben können, wo die Ursache liegt und was Sie tun können. Durch die genauere Analyse erkennen Sie, wann Probleme auftauchen und wie viel sie mit Ihnen und Ihrer Umwelt zu tun haben. Im nächsten Schritt können Sie überlegen, ob eine Veränderung Ihres Verhaltens hilfreich ist oder ob Sie Dinge und Situationen anders bewerten sollten.

Die provokante Überschrift »mein Problem und ich« fragt danach, welchen Stellenwert das Problem an meiner Selbstwahrnehmung bekommt und soll darauf verweisen, dass ich selbst das Problem beschreibe und bewerte und damit den Einfluss, den das Problem auf mich erhält, zumindest teilweise bestimme.

■ **Wir machen es krass (▶ Abschn. 7.2)**

Bei dieser Taktik geht es darum, von der schlechtesten Entwicklung auszugehen (schlimmster anzunehmender Ausgang des Problems) und Ihre Einflussnahme auf die weitere Entwicklung zu erkennen. Sie haben es – in unterschiedlichem Maß – selbst in der Hand, ob etwas besser oder schlimmer wird.

■ **Fragen lernen (▶ Abschn. 7.2)**

Die drei Fragen beleuchten unterschiedliche Einstellungen zu einem Problem.

— Bei der ersten Frage soll herausgefunden werden, in wie weit sich eine Person mit Hilfe eines Problems schützt, bzw. sich dahinter versteckt und in wie weit sie aktiv etwas zur Beseitigung des Problems beitragen möchte und kann.

— Bei der zweiten Frage geht es um das bisherige Problemmanagement. Diese Frage zielt darauf ab, dass sich der Angesprochene an erfolgreiche Taktiken erinnert. Zugleich reflektiert die Frage auch, ob das aktuelle Umfeld einen gleichen Einfluss wie das angesprochene (Ausbildung) hat.

— Zuletzt wird offen danach gefragt, welche Überlegungen jemand schon eigenständig zur Problemlösung angestellt hat. Je nachdem, wie die Frage gestellt wird, drückt sich darin auch aus, dass der Fragesteller bereit ist, die vorhandenen Überlegungen und Taktiken zu unterstützen.

- **Neue Wörter bilden** ■ Tab. 9.4(► Abschn. 7.4)

■ **Tab. 9.4** Schreibspiele		
T	AIFU	N
E	CH	O
L	IEBESBRIE	F
E	RDBEER	E
F	ABE	L
O	BO	E
N	OTDIENS	T

- **Neben der Spur** (► Abschn. 7.4)

Trinken, Herz, Wasserball

Über die Jahre seiner Mitarbeit in der Werbeagentur trank er so viele Wodka-Cola, dass er fürchten musste, sein Herz würde sich in nächster Zukunft in einen Wasserball verwandeln.

- **Unser Haustier und Im Fahrstuhl** (► Abschn. 7.4)

Hier gibt es keine Lösungen und weiteren Vorschläge, sondern nur noch Platz für Ihre Phantasie, die Sie mit anderen in Arbeits- oder Schreibgruppen teilen oder Ihrem Journal anvertrauen können.

Literatur

1. De Shazer S, Berg IK (2008) Kurzzeittherapie – Von Problemen zu Lösungen. DVD mit Vorträgen. Suthala
2. Kollak I (2008) Burnout und Stress. Anerkannte Verfahren zur Selbstpflege in Gesundheitsfachberufen. Springer Berlin Heidelberg

Serviceteil

Stichwortverzeichnis – 144

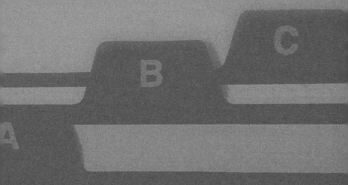

I. Kollak, K. Bordiehn, *Einfach dokumentieren*,
DOI 10.1007/978-3-662-44545-7, © Springer-Verlag Berlin Heidelberg 2014

Stichwortverzeichnis

A

Abkürzungen   77
Anamnese   34
– sinnvolle Informationen   31
Arbeitsabläufe   53
Arbeitszeitunterbrechung   52
Aufgabenverteilung   90

B

Bedürfnis   27
Beobachten   103
Bewerten   103
Biografiearbeit   35

C

Case Management   87

D

Dokumentation. *Siehe* auch
    Therapiedokumentation
– gute   53
– Inhalt   2
– Intensivstation   55
Dokumentationssystem   42
– optimales   28

E

Ergebnisprotokoll   81
– Gliederung   81
Evaluation   92

F

Fragetypen   36
freie Texte   113

I

Information
– Bedarf in der Therapie   31
– clustern, ordnen   84
– sammeln   83
– Umgang mit   82
Intensivstation, Dokumentation
    54

J

Journal führen   105

K

Kommunikation   70, 102

L

Lebensereignisskala 37
lineare Informationsordnung 84
Lösungsorientierung 26

M

Maslow 27
Meilenstein 90
Mindmap 85
Mitschrift 75

O

Organisation 47

P

Patientenorientierung 26
PDCA-Zyklus 88
Pflegedokumentation,
    Arbeitsschritte 29
Potenziale 51
Professionalität 25, 27
– Therapieplanung 57
Projektmanagement 87
Projektstruktur-/-ablaufplan 88
Protokolle 74

Q

Qualitätsmanagement 87

R

Realität und Sprache 62
Realitycheck 45
Ressourcen 26, 32, 51

S

Schreibimpuls 115
Schreibspiele 114
Selbstpflege 98
SMART-Formel 12, 41, 91
Sprache 61
– Macht 67
– Realität 62
Stärken- und Schwächen-Profil
    48
Stichwortprotokoll 78
– Gliederung 80

T

Tagebuch 95
Team 47
Teamjournal 110
Therapiebericht 42
Therapiedokumentation
– elektronische 58
– Inhalt 5
Therapieplanung, Programme 40
Therapiequalität 43
Therapiestandard 41, 43

U

Übungsjournal 107

W

Wahrnehmungsschulung 99

Z

Zeitplan 91
Zielformulierung 109

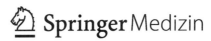
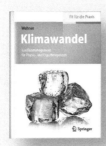
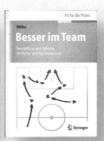
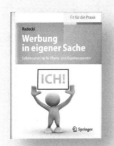
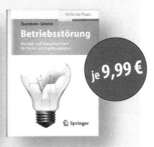

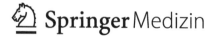
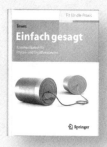
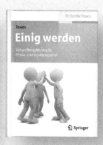
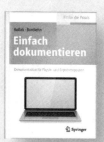